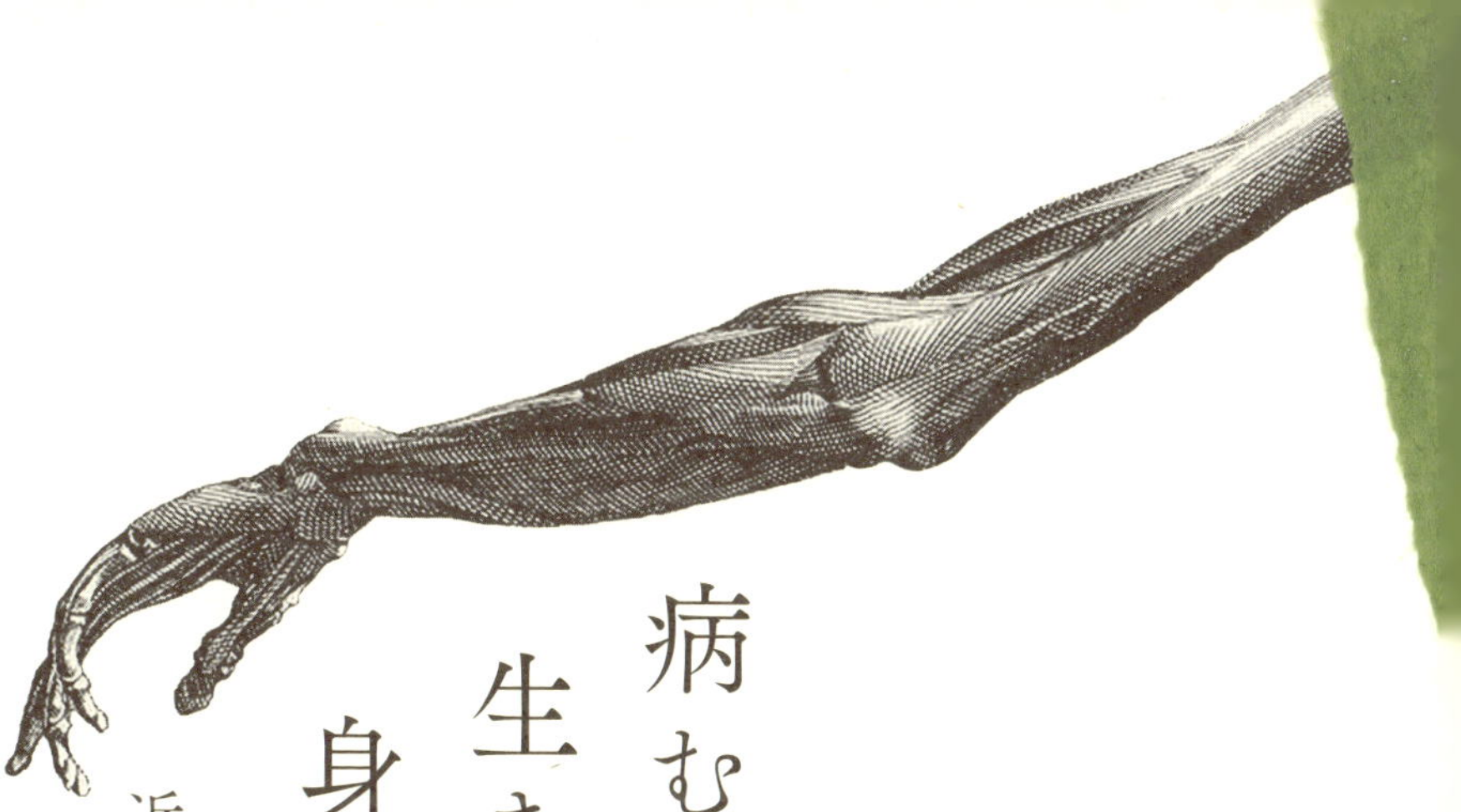

病む、生きる、身体の歴史

近代病理学の哲学

青土社

病む、生きる、身体の歴史　目次

病む、生きる、身体の歴史

近代病理学の哲学

はじめに　――生きる・病む・擦れる・壊れる

1　ロボットの疲れと眠り

デイビッドは「ママ」が大好きだった。だからデイビッドは「人間」になろうとする。デイビッドはクマのぬいぐるみを抱きながら旅をする。できるならその長い旅が、きちんとデイビッドの体を傷ませ、疲弊させますように。

『A．I．――ARTIFICIAL INTELLIGENCE』は二〇〇一年に公開された映画だ。一九九九年に亡くなったスタンリー・キューブリックが長い時間をかけて準備していた作品を、彼の生前から監督で協力するように依頼されていたというスティーヴン・スピルバーグが完成させた。

二〇〇一年当時、少なくとも日本において、「AI」はいまほど日常的に使われる言葉ではなかったように思う。映画のパンフレットを開いても、説明文には「人工知能」や「ロボット」の語の方が使われている。『A．I．』の主人公のデイビッドは、ようするに（映画で描かれる時代における）最新型のロボットだ。「デイビッドは一一歳／体重は二七キロ／身長一三七センチ／髪の色、ブラウン／その愛は真実なのに／その存在は、偽り」。パンフレットに記されている宣伝文句はそう言っている。または、「進化の次の一歩を発見せよ（Discover the Next Step in Evolution）」[1]。

しかしこの映画の評判は、あまりよくなかったと私は記憶する。それにはキューブリックとスピルバーグという組み合わせ自体が、公開前から疑念を持って迎えられていたところもあっただろう。『二〇〇一年宇宙の旅』が現実となっているはずの「いま」なのに、スピルバーグはきっとディズニーランドのような甘い人形劇を繰り広げるに違いない。そして批評家たちの疑念＝期待は当たったのだった。デイビッドの姿も行動も、彼が歩く街並みも出会う人間も様々のロボットたちも、『時計じかけのオレンジ』や『博士の異常な愛情』が強烈に描き出した「未来」と比較してなんと退屈で、想像を超えないものなのだろうか。そのような批評を、なるほど、と思いながらいくつも読んだことを覚えている。

映画パンフレットの「スピルバーグからのメッセージ」にも、確かに「さあ、想像もつかない未知の世界があなたを待っています。」という言葉が述べられていて、『A.I.』という映画が「もっとすごいこと」を約束してしまっていたのは間違いない。同じように、パンフレットを読み進めると、キューブリックが「とにかく誰もが驚くエンディングにしなければならない」と言って、原作者のブライアン・オールディス[2]を当惑させていたということもわかる。

ただし、一九六〇年代以来ずっと、J・G・バラードやフィリップ・K・ディックと並ぶ先導的なSF作家として活躍し続けていたオールディスにとって、キューブリックが求めた「誰もが驚く」結末の方が、よっぽどひどく「想像のつく」、「知っているような」ものだったらしい。なぜならキューブリックはオールディスの短い、そして救いのない子どもの姿のロボットを描くSF小説を、新しい「ピノキオ」についての映画にしたいと言ってオールディスを困らせたというからだ。救いを約束する「ブルー・フェアリー」の登場に固執するキューブリックに辟易していたオールディスは、最終的に映画の脚本から降ろされてしまった。

「私は個人的にデイビッドとテディがティン・シティに辿り着き、そこで一生を終えるというエンディングが好きだったが、スタンリーは明らかにそれでは満足していなかったようだ」という文章が、オールディスの回想としてパンフレットに掲載されている。つまりキューブリックは「誰も見たことがない結末」を寄越せと迫ってオールディスを困らせたのではなく、もう使い古されたと誰もが思っていたような、あるいは誰もがよく知っていて、ただ「ピノキオ」と発声しただけで全部がわかったと思ってしまうような、そんな道筋をデイビッドに歩ませたいと考えて、小説の映画化権を獲得した八三年以来ずっと死にいたるまで悩み続けたということらしい。何がしたかったのか、キューブリック？

映画のなかでデイビッドが『スーパー・トイ』のテディや「セックス・ロボット」のジゴロ・

（1） パンフレット『A.I.——ARTIFICIAL INTELLIGENCE』ワーナー・ブラザーズ、松竹株式会社事業部、二〇〇一年。

（2） 映画の起点となったのは、Brian W. Aldiss, "Super-Toys Last All Summer Long," *Harper's Bazaar*, December 1969. 邦訳として、ブライアン・オールディス『スーパートイズ』中俣真知子訳、竹書房、二〇〇一年がある。「ピノキオ」をめぐるキューブリックとの衝突については同書所収「スタンリーの異常な愛情」（三四五—三六三頁）に詳述されている。

ジョーらと一緒に乗る車に「三つの車輪」が付いていることに唖然とした、という批評も目にした。この批評が示している感覚は、それ自体が面白いものだと思う。進行した温暖化のために大地の多くが失われて、惑星としての地球と種としての人類の命脈を保つために人間の生活のすべてがマザー・コンピュータの管理下に置かれているような世界の、そこでの彼らの乗り物がまだ丸いタイヤの回転に支えられて動かなくてはならない？　批評家はその図柄のバランスの悪さに呆れる。そして「想像もつかない」世界への期待は、そんな「平凡さ」が招く想起からあっという間に破れてしまうものだ。それでは、いま毎日私たちが乗っているあの四つの丸いタイヤの回転で動く自動車という装置から「想像して」生み出されたものに違いないとわかってしまう。そうじゃない、もっと、もっと、なにか違う世界でなくてはならないのに。

だが、ともかくそれはキューブリックにとっての答えではなかったのだ。映画のデイビッドたちは観客の期待をひとつひとつ丁寧に潰すように、「決まり手」を繰り出し続ける。デイビッドは「ママ」を愛する。デイビッドは「ママ」に好かれようとし、「人間」になろうとする。デイビッドは人間と同じ食事をとろうとして、外装が溶解しかける（デイビッドがいつも通り「食べるふり」をすると思っていた「ママ」はそのグロテスクな溶解に衝撃を受ける）。デイビッドが自分のことを特別に「好き」なロボットであるという事態を怖れだした「ママ」はデイビッドを製造会社に返却するが、デイビッドはそれが理解できない。デイビッドは自分と完全に同じ姿を持った「デイビッド」という名のロボットに出会い、怒ってこれを破壊する。「僕がデイビッドだ！」と叫ぶ。壊されたロボットの「デイビッド」としての顔の外装は剥がれ、精密機械の詰まった眼窩《がんか》がのぞく。

「僕は唯一の存在だと思ったんだ（I thought I was one of a kind）」と、彼は「博士」に呟く。「博士」はデイビッドに「君は新種の最初なんだよ（You are the first of a kind）」と答える。最後、デイビッドはようやく眠りについて、もう二度と目を覚ますことはなかった、とナレーションが伝える。眠るデイビッドは微笑んでいる。

2　壊れて・生きる、ロボットの喜びを思いながら

ところで映画の中盤には、オールディスがそこで終わりたかった「末路としてのティン・シティ」のジャンクなイメージもきちんと描かれるのだが、私はそこでの「ゴミ山」のシーンがなぜかとても好きだ。そのシーンのこともここで考えておこう。

それは、子どもとして暮らせる家から放逐されてしまったデイビッドが森の闇の向こう側に見い出すことになる、山となった部品、つまり壊れたロボットの残骸に「機械」というものの運命を知らされるシーンだ。突然の光景に驚き、テディを手に立ち尽くすデイビッドの周囲で、いつの間にか暗がりから集まってきた影がうごめきだす。デイビッドがさらに驚いていると、そこでは少しずつ壊れた何体ものロボットたちが、山積みにされたロボットの残骸から使い古しの腕やあごや目玉を探し出して、みずからの体と配線を接続しながら「動く！」とか「見える！」とか喜びの表情を浮かべるのである。

拾った腕やあごは彼らの体表になめらかには一致していない。だから、その体がすでに壊れたことのある体だということを、彼らは少しも「治療」できていないのだが、それでも「用が足りる」ので、彼らは喜ぶ。このためにこそ彼らは危険を冒してゴミ山にやってくる。そしてそこに、壊れたロボットを捕縛する回収機が飛来すれば、擦り切れた服と壊れかけた体を抱えて、そこから必死で走り去ろうとする。回収から逃れ去ろうとする。

このシーンを見ていると、実に簡単なのだが、あまり問われることのない問題を思い起こす。そして私自身の日常生活を振り返って、とりわけ、仕事場を構成している様々な機器を眺めて、これらの機器のことを思う。これらの機械もまた、「まったく壊れていない」時点と、「すっかり壊れてしまって二度と動かない」という状況との間に、長い「壊れかけ」の時間を持っていることを私たちは知っている。これらの機械とあのロボットたちは「同類」のものではないのか。

なお、その状態にしたのは私だ。私が行なった行為だ。稼働システムを更新しろという指示が届いたのだが、忙しさと面倒さのために怠ってしまい、しばらく更新を溜めてから、よくわかりもせずに最新のシステムだけを無理やりダウンロードしようとしたからだ。それ以来、ゆっくりとしか立ちあがらなくなった小型のマシン。私は困惑している。いっそ新しいマシンに取り換えようか、しかし、このなかにたくさん収められている書き損じの文書ファイルや雑多な通信の記録もそれはそれで捨てがたいのだ……。

そのようにして、壊されもせず、けれども決してそれが本来約束していた万全な働きをするものとしてでもなく、それでも存在し続けているたくさんの「ボディ」を私はこの『A．I．』という映画から思い出す。そして、そう考えると、なぜあのゴミ山のシーンのロボットたちを好ましく思うのかがわかるような気がしてくる。それは、あの闇のなかのゴミ山のシーンで突如サーチライトが点灯し、巨大な円盤状の吸い込み口が頭上に現れるとき、たぶん私がそこにいて一緒に壊れかけのこの体で怖れ森を逃げ惑っても、彼らは私を「異種」とは認識せずに、ともに逃げ惑うべきものとしてただ逃げていさせてくれるように思うからだ。ゴミ山からなにかを拾いあげて、それによって救われた瞬間をつなげながら、「壊れている」ことを少しも消しはしないその瞬間を喜ぶということを彼らと共有することを、許すだろうと思うからだ。そうして私たちはともに、永遠に壊れないと約束する機械やシステムや救い主のことを全力で否定するのだ。

彼らと私はともに、「壊れかけ」の時間をなんとか過ごさなくてはならない。あるいは、なんとか過ごしたいと欲求する。そのような時間のことを、私たちは何と名づけようか。その問いをここで問うておこう。いったん生まれてしまい、そしてまだ生き続けている、この「壊れかけ」の私たちのことを。

3　本書の構成――医学の歴史とともに

この本はここから三部に分かれて、第一部「身体を切る・開く」では人間にとって「身体」とはこれまでどんなものであってきたのか、第二部「病むことの意味・価値」ではその身体が「病む」

ということを人間がどのようにとらえようとしてきたのか、そして第三部「生をとらえる・もとめる」では、その身体をもって生きることに私たちがいかなる可能性を見つけようとしてきたのかを、私なりにいくつかの場面を辿りながら考察していく。これらの場面はそれぞれの位置づけで、少しずつ「医学の歴史」という総体を形作るものでもある。医学の歴史は古く、長く、そして多くの変化したものと、決して変わらないものとを、そのうちに含んでいるように思われる。医学の歴史のどの場面も、私たちとかかわりのないものはない。それが本当に面白く、不思議でならない。医学に含まれるなにかが、常に私たちに強く呼びかけてくるように感じる。

人間の歴史を記述することに関心を寄せて、そのなかで医学という指標を辿って物語を追いかけようとする場合、ときに医学は魔術であり、宗教であり、あるいは哲学であり、摂理であり、そしてあるときにはそれは科学であると名乗るだろう。そのことを歴史の進行ととらえることも可能だが、私としては、ピエール・ジャネの言葉を借りて、「しかしそれは、実際、言葉の問題でしかない」という態度をこの本を書いた者の結論として表明したい。

医学という知の辿った道を眺めることで、私たちは同時に、いま私たちの知る哲学や科学や、祈りや嘘といったものが、本当にそのようなものでしかありえないのかということを、もう一度問うことができるのではないか。この本を構成する文章たちは、そのようなことを願いながら書かれたものである。

本書に収められた論稿には執筆時期がかなり以前にさかのぼるものも含まれ、また各編にまたがって同じ主題が重ねて取りあげられることもある。その場合、それぞれの文章が書かれた時期を反映して、同じ主題であっても位置づけが変化していることも大いにありうる。本来はこの変遷自体を一個の歴史研究として整理するべきかもしれないが、本書をまとめるにあたっては、どうしても加えるべきものと感じられる文献や事項を除いて、本文の記述に関してはできうる限り変更しないと決めた。ただ撒き散らされただけの問いが残るとしたら、これは私が責任をもってこれからも拾い集め、問い続けなければならない課題だと思っている。

また本書では、外国語文献からの引用については、邦訳がある場合にはこれを参照させていただきながら、引用の文脈に応じた必要によって拙訳で代えた箇所もある。その場合にも、参照した邦訳箇所を、原書とともに注に併記している。私がいま描くも医学や身体をめぐる哲学・歴史を学ぶことができるのは、先にその道を歩んだ存在がそこで見た領野の魅力をかざして誘ってくれたからにほかならない。そんな意味を、どこかでほんのわずかでも本書が持つことができたなら、これ以上のことはないと切に思う。

I

身体を切る・開く

1　血液循環論と心臓——近代医学の身体

1　「生きているもの」の数々

「心臓をおくれ」。おとぎ話や冒険譚に登場する悪魔や魔女はしばしばこのように言う。あるいは奪われてしまった心臓——それはときに宝石や炎に姿をとっていたりする——をとりかえし、本来あるべき位置にそれを戻すと、ひとは自分自身をとり戻し、自由をとり戻す。または心臓はときに竜や怪鳥の巣にこっそり隠されていたりする。

心臓が私たちの生にとってこの上なく重要なものであることは、繰り返して論じる必要もないだろう。心臓の運動は、その人間が生きていることの証左として長いこと認識されてきた。心拍の停止、呼吸の停止、そして瞳孔の散大が基本的に死の三徴候をつとめることはよく知られている通りである。

ところで、ここで「基本的」という言葉を使った。現在の日本は脳死をひとの死として認め、患者本人の意思表示と家族の同意があれば、心臓を含めた臓器を、他者への移植のために摘出することができるようになっている。これを定めた「臓器の移植に関する法律」は一九九七年に施行され、その二年後には脳死と認められた提供者からの国内初の臓器移植がなされたが、その後の日本での脳死による臓器提供の事例は、欧米や韓国など他国にくらべて少ないままに留まっている。それは日本においてはまだ脳死が論争的な主題であることを示している。

脳死の身体からの臓器移植のうち最も論議を呼ぶのは、ほかでもない心臓——それは拍動を続けている——にかかわるものだろう。法案提出の前後に沸きおこった議論や、今日も続いている脳死をめぐる論争のなかで問われているのは、この「動いている心臓」をその患者の「生きていること」から切り離して考えることの可否である。すなわち、患者の脳の働きによって形成される「特異性」を、「まだ生きている身体」から遊離させて、そこに「移植可能な生きている臓器」を内包する「もう一つの身体」を成立させることの問題性が問われているのだ。ここでの「特異性」は、そのまま「人格」という言葉に移しても議論を続けることができる。

臓器移植の問いは、これまで経験したことのなかった「死」について、私たちの応答を求めるものだ。「心臓の死」という、私たちにとっては馴染み深い「基本的な」死と、「脳の死」という「特殊な」死の対照がそこに生まれている。そして脳死判定の制度化を進める者も、これに反対する者も、いずれも「生きている心臓」のもつ意味のためにその主張を行なっている。「生きている心臓」を運ぶことが、つまりは生命の搬出と移動を意味しているかのように。

もう一つ注意しておかなくてはならない。私たちはいま「生きている心臓」のことを考えた。ここで「生きている心臓」を挟んで、そこには二つの「病む身体」があるのだということも理解されなければならない。この「病む身体」のうちの一つは、脳という部分の活動（すなわち「脳の生」）を失ってしまっている。そしてもう一つの身体は、心臓が死にかけていることによって、「病む身体」となっているものである。ここで問題とされているものに脳や心臓の「寿命」があるわけだが、これらの寿命によって自身の寿命を左右されようとしているものは再び二つある。一つは各々の「病む身体」。そうしてもう一つは、その身体と結びつけられている「人格」であるところの、ふたりの人間である。

二つの心臓、二つの脳、二つの身体、二つの人格……。ではこのとき、ここに生きている「もの」とは、いったいいくつと数えることができるのだろうか。そして私たちは、なぜほかならぬ、その数え方をするのだろうか？

2　全体と部分

心臓は丸い袋のような外観をしている。それはふんわりと柔らかい。

心臓は四つの部分、右心房、左心房、右心室、左心室からなっている。筋肉でできているこの丸い臓器は、収縮と弛緩を繰り返す。右心房・右心室にはそれぞれ大静脈と肺動脈が、左心房と左心室には大動脈と肺静脈がつながっていて、これらの脈路を通して心臓は静脈血の収と動脈血の再

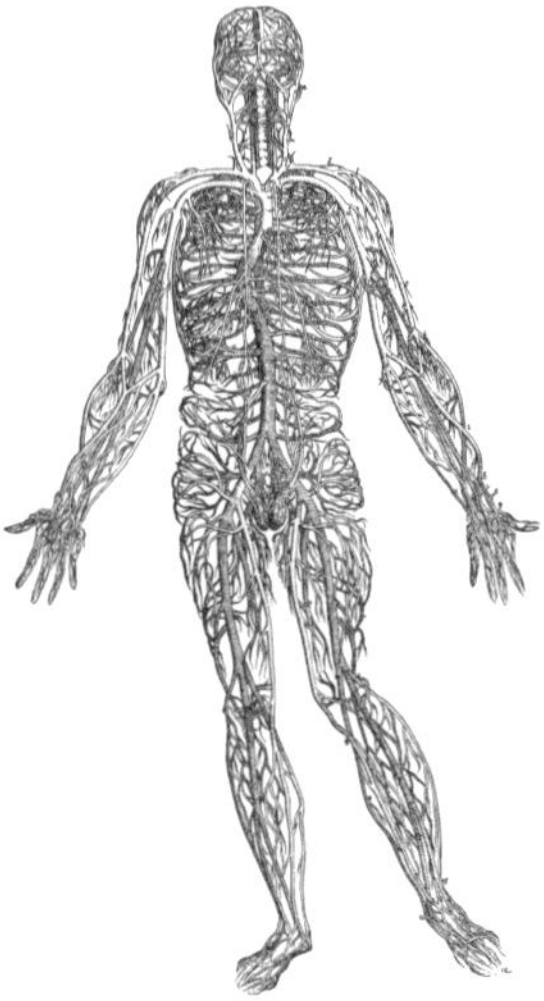

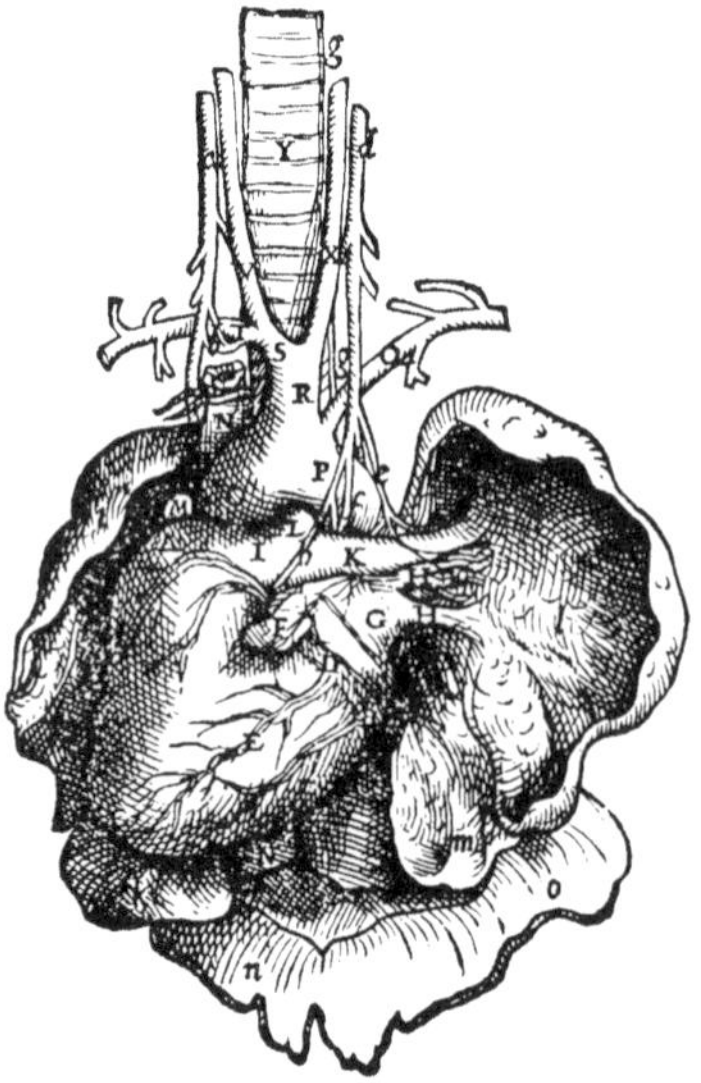

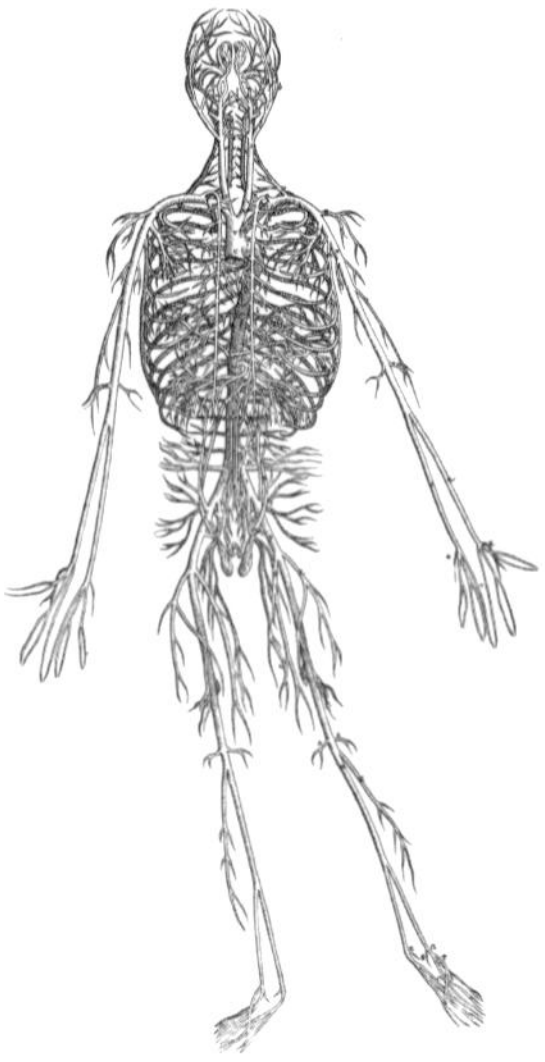

図 1-1　『ファブリカ』心臓の図（右上）

図 1-2　『ファブリカ』大静脈の図（左上）

図 1-3　『ファブリカ』大動脈の図（左下）

生・拠出を行なう。

心臓は血液の二種類の循環を担っている。一つは「肺循環（小循環）」で、大静脈により右心房そして右心室に集められた静脈血を、肺動脈を通じて肺に送り出し、そこで血液に酸素を補給させて、肺静脈によって左心房・左心室に返らせる。これに続く（あるいはこれを包含する）のが「体循環（大循環）」で、左心室は新しく酸素を含まされた血液を大動脈から全身へと押し流し、一方、身体末端各部まで流れて栄養供給やガス交換をすませた血液は大静脈へと合流して、右心房から右心室へと送り返されてくる——そしてこの血液が小循環に送られて……というサイクルによって、血は体内をめぐりつづけている。心臓が収縮するときは各心房・心室から血液が押し出されているのであり、また弛緩するときには心房・心室へとそれぞれ血液が流れ込む。この収縮と弛緩の運動を、私たちは鼓動と呼んでいる。

ここで、いくつかのイメージを並べてみたい。これらの図はそれぞれ、人間の心臓［図1－1］、大静脈［図1－2］、大動脈［図1－3］を詳細に描いたものである。出典はイタリア・パドヴァ大学で教鞭をとったベルギー人の解剖学者アンドレアス・ヴェサリウスの『人体の組立てについての七つの書（ファブリカ）』（一五四三年）[1]。この書物は、医学の歴史のなかでも図抜けて美しいものの

（1） Vesalius, A., *De humani corporis fabrica libri septem*, Basel, Joannis Oporini, 1543. 以後は *Fabrica* と表記する。図1－1は同書 p. 564、図1－2は p. 298［右は原本印刷ミスによる表記。実際は p. 398］、図1－3は p. 295［同 p. 395］より。

一つといってよいだろう。その美しさは、第一にはそこに収められた精細な解剖図がおそらくヴェネツィア派の画家ティチアーノの工房に属する人物の手によって描かれたこと、そして第二にはその解剖図の製作を事細かく監修したといわれるヴェサリウスの、卓抜した医学的知見と解剖技術とによって生み出されたものである(2)。

さらにもう少し図を加えてみる〔図1-4、図1-5〕(3)。これは人間の筋肉についての図である。これを先の動脈図・静脈図と連続させてみれば、少しのずれはあっても、まるでアニメーションを見るかのように、ひとりの男性の身体がそれぞれの部位や構成のレベルに応じてめくられているかのようであるのを感じられるのではないだろうか。ヴェサリウスはさらに骨格や神経についても同様の図を残しているので、それらをすべて並べてみると大変興味深いものである。そして、ひとたび前述の心臓と血液の関係を承知しさえすれば、私たちはこれらの図を見るとき、容易にすべての

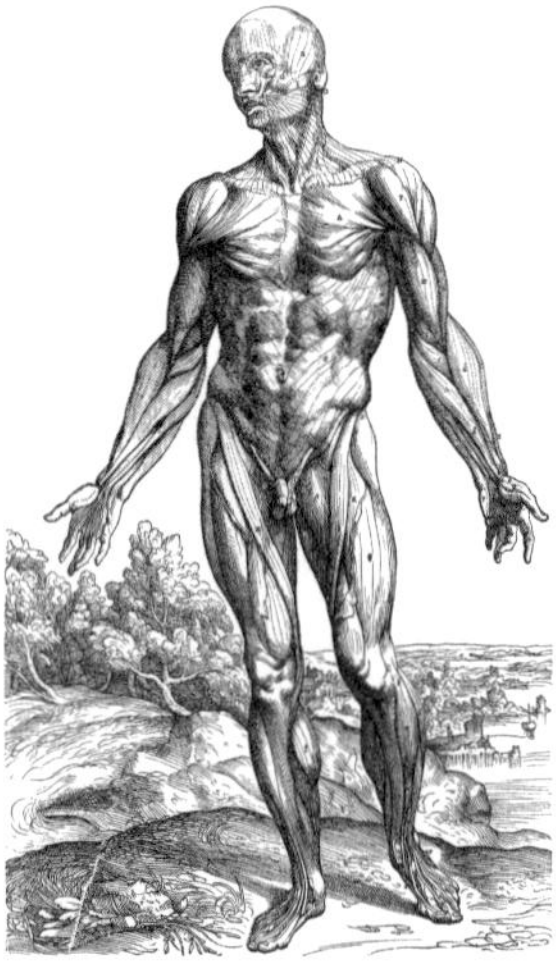
図 1-4 『ファブリカ』筋肉の図

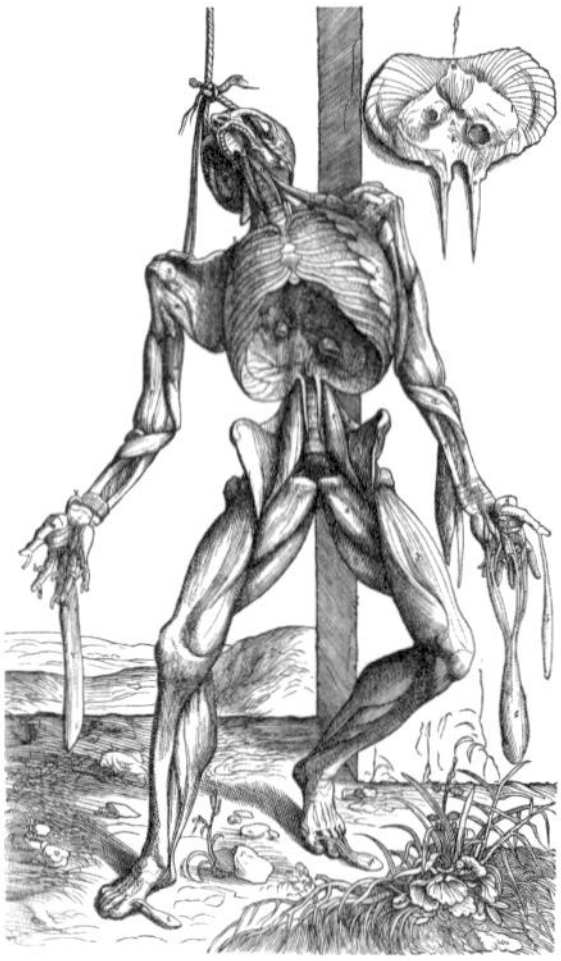
図 1-5 『ファブリカ』筋肉の図

「ひとがた」を総合して一つの「人体」を想像することができるだろう。この筋肉の内外を大動脈、大静脈が経めぐり、その両者は心臓に接続されて……。

私たちがそこで行なっているのは、一つの身体とその各部との関係性を思い浮かべることにほかならない。諸々の部分はだんだんとその居場所を占めていき、そうしてそこにはあたかも生きているような「ひとりの人間」の像が完成されることとなる。解剖学者ヴェサリウスの仕事を「腑分け」と呼ぶのならば、私たちの思考は「腑重ね」とでも呼べようか。

ヴェサリウスの解剖は、確かに医学史にとって一つの重要な転回点だった。解剖の手技、器具、実験生理学的考察……、解剖学の実践に彼がつけ加えた工夫や改良は、この学問をあらゆる意味で刷新することとなり、やがて訪れる「近代医学」の誘い水ともなった。ヴェサリウスの描きあげた身体は、「近代性」を招き入れる糸口を確かに持っていた。そしてそこに呈されていたいくつかの糸口とは、「全体」と「部分」、あるいは「生命」と「機能」の、つまり「一つの人体」と諸々の「腑」が結ぶ関係の総体が生み出すものについて、私たちがいま心に描く、その絵の描き方にかかわるものであったはずだ。

(2) Vesalius, A., *On the Fabric of the Human Body, A Translation of De Humani Corporis Fabrica Libri Septem, Book I: The Bones and Cartilages*, translation by W. F. Richardson in collaboration with J. B. Carman, Norman Publishing, 1998, p. xx.

(3) *Fabrica*, p. 178 & p. 190.

3　中心の発見

さて、ヴェサリウスの登場によって二つに切り分けられた医学史のなかで、その前と後とに隔てられることとなった代表的な名前が、二世紀にローマ帝国で活躍したガレノスと一七世紀のイギリス人ウィリアム・ハーヴィである。

ガレノスは、紀元前五世紀以来ヒポクラテス派の医師たちによって体系化されたギリシア医学を継承しながら、体液による病理学をさらに洗練させ、後世の西洋医学の歴史に大きな影響を与えることになった。体液の病理学は、血液、粘液、黄胆汁、黒胆汁の四つの体液のバランスによって、身体の自然は変化すると説明する。すなわち病気とは、これらの四体液、そして万物の基本四性質である熱・冷・乾・湿の生み出す混合が、身体のうちに調和した自然を成立させられていない状態と見なされる。[4]一方、ハーヴィはガリレオ・ガリレイやボイル、フック、やや遅れながらニュートンなどが活躍した一七世紀の「科学革命」の時代の立役者のひとりで、特に川喜田愛郎の名著『近代医学の史的基盤』では「近代医学の進水式」を実現させた人物として称えられている。[5]

ガレノス、ヴェサリウス、ハーヴィは、中世から近代のヨーロッパの大学で長くはぐくまれた「ガレノス主義」と呼ばれる医学の系譜において、解剖学と生理学の探究の歴史を紡ぎだす重要な名前である。彼らの間に生まれた歴史的な転換のしるしを、ハーヴィの言葉から読み取ることができるだろう。[6]ハーヴィは、先に私たちが見た心臓と肺と脈動の問題に関して、ヴェサリウスを次の言葉で称賛している。「ヴェサリウスはこれをこの上なく美しく観察した」。その一方で、ガレノスも含めた多くの先達に対しては「そしていままで二〇〇〇年もの間、一つの誤謬が保持され続けてきた」と断じるのである。このときハーヴィは、彼の時代にもなお続くガレノス主義から、ヴェサリウスの仕事の意味を切り離そうとするかのようだ。

ところで、体液病理学においては身体の「全体」的な調和を原理としたある種の生理学を説いたガレノスであったが、同時に彼はまた解剖学者として、身体のなかの「部分」を語ることにも旺盛だった。その主著の一つ『身体諸部分の用途について』の冒頭では、次のような言葉を残している。

したがって、物体で完全には固有の輪郭を持たず、他の部分と完全には結ばれていないものは、部分と呼ばれる。そしてもしそうであるならば、動物には多くの部分があり、あるものはより大きく、他のものはより小さく、また他のものはいかにしても別の種には分離できない。／それら［諸部分］すべての用途は魂と関わりがある。身体は魂の道具であって、このために動物の部分はたがいに大いに異なっているが、それは動物の魂が異なっているためである。(7)

（4）ガレノスの人物像については次の伝記が鮮やかに教えてくれる。スーザン・P・マターン『ガレノス――西洋医学を支配したローマ帝国の医師』澤井直訳、白水社、二〇一七年。

（5）川喜田愛郎『近代医学の史的基盤 上』岩波書店、一九七七年、三頁。傍点は原文による。

（6）Harvey, W., *Lectures on the Whole of Anatomy*, an annotated translation of *Prelециones Anatomiae Universalis*, by O'Malley, Poynter & Russell, University of California Press, 1961, p. 187［78r］.

ここで引用した『身体諸部分の用途について』の邦訳に付されている訳注によれば、ガレノスが「魂」と呼んでいるものは「アリストテレスに従って、身体の原因であり原理となるものである。この「原因であり原理であるもの」を強引に言い換えるなら、それは「あるべきもの」である。この「あるべきもの」は、その「ある」ことを、「身体」という具体物に「なる」ことによって、すなわち、「身体」という「道具」を生みながら獲得することによって、実現するのである。「身体諸部分の用途」という言葉が明らかに示す通りに、四肢、背骨、消化器官、生殖器官、神経、血管……これらの諸部分について、ガレノスはその各々の構造を説明する。そしてここで強調しておきたいのは、ガレノスがこれらの構造(＝「ある」の状態)が、ほかでもない「用途」(＝「べき」の内容)のためにこそもたらされていること、またそれらは、みずからの「用途」を忠実に果たす――しかもそれぞれに果たす――という「目的」(＝「べき」の一般概念)のために存在していることを前提に記述していることである。そしてハーヴィは、「血管」にも同様に割り振られていたこの「用途」の観念において、ガレノスに反論した。あるいは、「血管がその用途を果たしている」という言明の意味において、ハーヴィはガレノスの説を逆さまにひっくり返すこととなるのである。

この転覆については、一つの「実験」をめぐるハーヴィの思考を追ってみる。まず、ガレノスが次のような実験(これはおそらく実践のありえない「実験」なのだが)について語っていることをハーヴィは確認する。[8] 身体を切り開いて、一本の動脈を見えるようにする。この動脈に縦に沿って一本の切り込みを入れる。そしてその切り込み部分にストロー(たとえば葦の管)を挿入する。ガレノス説によるなら、血管は「血液を流す」のが「用途」であるから、心臓からの拍動を伝え受けて、みずからも拍動、すなわち収縮と拡張を繰り返すものである。とするなら、ここでただストローを挿入した場合（むろんそれは血管にぴったり隙間なく密着しなければならない）、血管自体は拍動を続けるのであるから、血液はストローを通り抜けて、そこから先の動脈までそのまま流れていくはずである。一方で、とガレノスは考える。このストローを入れた部分の血管を、外側からストローごと糸で巻きつけてみた場合はどうなるか。その部分の血管は身動きがとれず、そこから先には拍動も伝わっていかないのであるから、もはや血は流れなくなるだろう……。

いやいや、とハーヴィはこれに反論する。「しかし、事実は反対であることが動脈切断の場合でも、動脈損傷の場合でも認められる。というのは、血液は動脈から力をもって噴出し、時には遠く、時には近くへと後退して飛び出す。この噴出はいつも動脈の拡張期に起こるので、収縮期に起こるのではない。これから、動脈の拡張が起こるのは血液の推進によるということが明らかである。血管は広がっている間に、それ自身では血液をそのような力をもって押し出すことはできない」[9]。「動脈の拡張が起こるのは血液の推進による」。ハーヴィはこのことを、「ふいご」や「革袋」といった言葉を使って説明しようとしている。ガレノスは、血管をふいごのようなものだと見なして

（7）ガレノス『身体諸部分の用途について1』坂井健雄・池田黎太郎・澤井直訳、京都大学学術出版会（西洋古典叢書）、二〇一六年。なお、引用文中の［　］による注記は引用者による。本書以下すべて同じ。
（8）ハーヴィ『心臓の動きと血液の流れ』岩間吉也訳、講談社学術文庫、二〇〇五年、三三頁。
（9）同書三五頁。

いる。そして、血管が拡張しているときには、ふいごや革袋がそうでありうるように、中身はただ空っぽの状態なのだと見なしている。それは何かでいっぱいになることによってふくらんでいるではないのだといっている。しかし、ハーヴィ自身の意見は逆だ。血管は血液がいっぱい入ってきたときにふくらむ（拡張する）のだし、いっぱいの血液が流れた後には、ひととき収縮する。そして血液が血管に流れ込むのは、そのおおもとに「押し出す」動力があるからである、と。

血液は、ふいごのように動く血管によって、吸い込まれたり吐き出されたりしているわけではない。血管は、おおもとの動力にただつながっている。「心臓が緊張し、収縮し、胸壁を打つときは、全体として収縮期にあるのであるが、その時動脈は広がり、拍動をあらわし、拡張状態になっている。同様に右心室が収縮し、そこに入っていた血液を押し出すと、ほかの動脈と一緒に肺動脈が拍動し拡張する」[10]。ハーヴィは膨大な数の解剖、特に動物の生体解剖によって[11]、この心臓と血管の動きの連続性——それらは同時に収縮・拡張するのではなく、心臓の収縮には血管の拡張が（結果として）連続するのであり、そのまた逆も然りという——、つまりそれが時間を孕んだプロセスであることを解き明かした。そうして血管はこのプロセスにおいては「押し出す」などといった主体性は発揮せず、心臓の収縮が送り出す血液の流れをなすすべなく受け入れているだけなのだ、と。

そこで以下のように結論しなければならない。動物においては、血液はある循環運動によって円環の中で動かされ、しかも永遠に動かされる。これは拍動をなす心臓の活動であり、働きである。最後に、［…］心臓の動きと拍動が血液循環の唯一の原因である。以上が結論である[12]

このとき、ヴェサリウスの解剖図に、集合すべき「中心」が生まれる。図1-1の心臓が、そこで脈打っている。二枚の図に描かれた血管網を、そこにぶらさげられればよい。筋肉の膜をかぶせよう。血液がそこに流れだす。かくしてヴェサリウスの「躍動するような屍体」は動きだす[13]。

4 「予約」された近代

ハーヴィの業績の意味を、同時代の哲学者デカルトは次のように称えている。「しかし静脈の血液は、こうしてたえず心臓に流れこんでいるのに、どうして涸れてしまわないのか。また動脈は、心臓を通る血液がみなそこに行くのに、どうしてあふれてしまわないのかと人がたずねるならば、イギリスのある医者［ハーヴィ］によってすでに書かれた以外のことをこたえる必要はない[14]」。

ハーヴィが明らかにしたことは二点ある。第一に、血管がみずからは拍動をする器官ではないこ

(10) 同書五九頁。
(11) ハーヴィの伝記的事実に関しては、中村禎里『血液循環の発見――ウィリアム・ハーヴィの生涯』岩波新書、一九七七年。さらに同著者による『近代生物学史論集』みすず書房、二〇〇四年も参照されたい。
(12) ハーヴィ『心臓の動きと血液の流れ』一五五頁。
(13) 川喜田『近代医学の史的基盤 上』八頁。傍点は原文による。
(14) デカルト『方法序説』山田弘明訳、ちくま学芸文庫、二〇一〇年、七九頁。

と。そして第二に、血液は心臓によって押し出され、ひたすらにその勢いによって、全身をめぐる血脈を循環し続けていることである。第一の発見は、心臓と血管の分かちがたいつながりを説明することにより、「人体」の「動き」——そして「働き」——の統一的な「全身」像を呈示した。「部分」という存在について、ガレノスとハーヴィは同じく解剖学者としてそれを実際に見ているのだが、ハーヴィにおいていくつかの「部分」は、より控えめなものになる。血管は、能動的に心臓と「協働」するものではなく、受動的に心拍に「従属」するものとなる。

では、この心臓と血管について、ガレノスが見たように、血管が心臓をその中心に抱きながら「動いている」ものであるかのように見えるのはなぜなのか。それは、血液の流れが、「リズムをもった、休みなく終りのない旋回」であるからである。[15] ハーヴィはこの循環を、腕などの各部を強く縛り、それぞれの場所での血管のふくらみ方（血が溜まるという事実）や、青白くなること（血の気がなくなるという事実）を確かめ、心臓とそれらの部分との位置関係から、血流に一定の方向性があることを明らかにした。これが第二の発見であり、そしてこれこそが、ハーヴィを近代医学へと踏み出された一歩として特記させる、いわゆる「血液循環の発見」である。

ところで、ハーヴィにより発見されたこの「血液が循環している身体」は、近代医学の「進水式」と呼ばれると同時に近代医学の「予約」とも呼ばれている。[16] ハーヴィの業績が近代医学に対して「予約」に留まった理由とは何か。それは、「生きているもの」に対する血液の位置づけに関して、彼が有していた限界によっている。

ハーヴィはガレノスに反論した人物ではあるが、ある一点においては、ガレノスから離れることは決してなかった。それは、生命活動の基盤たる「精気（プネウマ）」に対する態度である。動脈を流れる血液は、この「精気」のうち、「生命精気」を運んでいる。ガレノスの『身体諸部分の用途について』では、「胸部内蔵」である呼吸器官と心臓部分での生命精気の生成のシステムが描かれ、これは脈管を通って「頭部」にいたって「霊魂の精気」の生成の原素材となる。この、今日では限りなく酸素に近いものを想起させる「生命精気」は、しかし具体的には、物質的にはそれがどのようなものとも解明できないままに留まっていた。この点について、ハーヴィは次のように述べている。

体の諸部分は絶えず血液に触れるが、その血液はより温かで、完成の度が高く、水蒸気や精気を含み、いわば養分の豊富な血液である。体の諸部分はそれによって養われ、温められ、元気づけられる。反対に、体の諸部分では血液は冷たくなり、凝結し、いわば活力のなくなった状態に戻るので、ちょうど完熟の回復のため水源あるいは体の守護神（ラール神）へ戻るように、根元すなわち心臓へ戻っていく。(17)

(15) 川喜田『近代医学の史的基盤 上』一五頁。
(16) 同書二一頁。
(17) ハーヴィ『心臓の動きと血液の流れ』一〇七頁。

血液が何か「活力」や「養分」を担う「気」をうちに含み、それを身体の各部にもたらしている。血は「いのち」の根源にかかわるものを運搬している——この描写においては、ガレノスとハーヴィは変わらず同じ世界に身を置いている。

やがて、そこで起こることが酸素と二酸化炭素の交換として説明できるものであること、そしてガレノスが精気生成の中心器官と見なした呼吸器における呼吸のプロセスとは、実は外界における燃焼と同質の現象なのだということが、一八世紀の化学者ラボワジェによって明らかにされるだろう。それはハーヴィを過ぎ、さらに一五〇年後のことである。ひとまず結論だけを述べるなら、このラボワジェの発見にいたって、身体が「生きていること」の説明を化学的・物理学的になしうる基盤が生まれる。そこでようやく、近代の「予約」は実現されることとなるだろう。

そのためには、ハーヴィの「水源あるいは守護神へ戻るよう」な円環をつなぐ心臓と血管の「温かさ」が、一個の運搬システム、自動運動機械的なものへと——それは実はほんのわずかなことだったのだが——、そのイメージの描き方において変容することを待たなければならなかった。そのような変容には、先述のデカルトや、さらに続く数多の人々の思考や議論がかかわる。それこそは、それぞれ一歩ずつの、「近代医学の進歩」の内容となる。そしてその進歩の最末端に位置づけられるものが、いまの私たちとなる。

脳の死という馴染みのない死の登場は、そうした「近代医学の進歩」の各々の段階で繰り広げられた、「生きているもの」と「身体」をめぐるいくつもの描像の、その最も新しいものなのかもしれない。心臓、血液、脳。または免疫系、遺伝子、神経反応。人格。私たちの身体において「生きている」ものとは何か。あるいは、生きている「もの」とはいったい、何を意味しているのか。質問は繰り返される。すなわちこのとき、ここに「生きているもの」とは、いったいいくつと数えられることになるのか。

2 顕微鏡が変えた世界の見方――人体のうちとそと

1 新しい視界の出現――驚異と疑念

顕微鏡と望遠鏡はともに一七世紀初頭、オランダで発達していたレンズ磨き技術の成果として登場した。

透明なガラス板を通してものを見たとき体験される視覚の変容は、このときまでに、すでに眼鏡の製作に結びついていた。このガラス板、つまりレンズの凹凸の形状と、そこから生じる視覚への影響の差異をさらに複雑に組み合わせて活用すれば、日常生活に必要な水準をはるかに超えて、「見る」という能力をもっと伸ばせるのではないか――？　一六世紀から探られ続けたこの可能性が、一気に実現したのが、一六〇〇年代初めの一〇年間である。

まさにその時期、ヨーロッパでは、みずからの経験・知覚を第一の基盤に据えて、「自然」を新たに探究し直そうとする学問的運動が広がりつつあった。一六〇五年に『学問の進歩』を著したフランシス・ベーコン（一五六一―一六二六）が、その一五年後には、はっきりとアリストテレス主義の刷新を謳いあげる書名を掲げる『ノヴム・オルガヌム』を出版している。彼をそのとき支えていた「人間の知性」への信頼は、いったいどのような経験から生み出されていたのだろうか。

この「学問」という営みにおける、人間の知性の位置づけをめぐる変動を体現する人物として、望遠鏡オ・ガリレイ（一五六四―一六四二）の名を挙げることができるだろう。彼もまた、望遠鏡の原理がヨーロッパの知識人世界で共有されるやいなや、レンズの組み合わせにさらなる工夫を加えながら、独自のすぐれた望遠鏡と顕微鏡を製作した。そうして、よく知られている通り、ガリレオは一六一〇年に『星界の報告』を出版し、月の地表がでこぼことした穴で覆われていることや、これまで誰も観察したことのない恒星や遊星が天空に存在することを報告して人々を驚かせた。それとまったく同じ一六一〇年に、ガリレオの弟子のひとりが、師の顕微鏡で観察した昆虫の眼の組織の複雑さに驚嘆する証言を残している。[1] またその一四年後、ローマのアカデミア・ディ・リンチェイでガリレオの顕微鏡に出会ったジョバンニ・ファベール（一五七四―一六二九）[2]は、「それが「創造主によって」創造されていたということを誰も知らなかった、諸々の事物の姿を見えるようにした」「もうひとりの創造主＝神だ」と、ガリレオに向かって呼びかけたという。[3]

望遠鏡は遠くを、顕微鏡は手元を、人間の通常の眼がとらえる姿とはまったく異なる尺度に変えて見せる。そこに立ち現れた視界は、文字通りの「新しい世界」として、一七世紀のヨーロッパ中の学究たちを驚かせ、そしておそらくは奮い立たせただろう。

むろん、それらの「新しい世界」は、決してすんなりと人々に受け入れられたわけではない。たとえば今日私たちが「クレーター」と理解している月面の円状の地形を、それが観察者の勝手な想像や誇張ではなく、本当に誰でも同じように見える月の姿なのだと信じられるまで、当時の研究者たちは大きな苦労と時間とを費やす必要があった。(4)

それまでこの世に存在していなかった道具を使って、つまり創造主たる神が人間に与えたのではない装置を覗いて、そこに見えているものを果たして「世界」と認めてよいのか。もしそうだとしたら、この「世界」は神が人間のために最善のかたちで創ってくれたものではないのか。ならば「世界」とは、そして「自然」とは、いったい私たち人間にとって何なのだろうか。そのような、

(1) Wedderburn, J., *Quator problematum quae Martinus Horky contra Nuntium Sidereum de quatuor planetis novis disputanda proposuit. Confutatio per Iannem Vuodderbornium Scotobritannum*, Padua, 1610. cited in *Il microscopio di Galileo : Antologia*, Istituo e Museo di Storia della Scienza. https://brunelleschi.imss.fi.it/esplora/microscopio/dswmedia/risorse/antologia.pdf (accessed January 31, 2019)

(2) バイエルン出身の医師・博物学者ファベールはローマで医学を収め、そのまま広くイタリアの自然科学研究の世界で活躍した。ガリレオの顕微鏡は望遠鏡の原理を応用して作られたもので、製作当初は望遠鏡と区別されていなかった。アカデミア・ディ・リンチェイの主宰者フェデリコ・チェージが望遠鏡(telescopio)という名称を提唱し、これと対になる顕微鏡(microscopio)の語をファベールが考案した。

(3) *Lettera di Giovanni Faber a Federico Cesi*, Roma, 11 maggio 1624, in G. Galilei, *Opere*, ed. nazionale a cura di A. Favaro, Firenze 1968, vol. XIII, pp. 177-178. cited in *Il microscopio di Galileo : Antologia*, op. cit.

(4) 橋本毅彦『図説 科学史入門』ちくま新書、二〇一六年 を参照。特に、ガリレオの『星界の報告』と、その一世代後の一六四七年に『月面誌』を発表したポーランドの天文学者ヨハネス・ヘヴェリウスの技巧的な工夫について、五八―六〇頁。

自然哲学をめぐる根源的な問い直しが開始されたのである。(5)

2 人体とミクロの視界

人間の意識にとって、身体とは、最も近くに与えられた「自然」だといえる。しかし歴史のなかの研究者たちにとっては、「人間の身体」は長い間、最も観察しづらい対象でもあった。

紀元前五世紀以来、ギリシアの医神アスクレピオスの神殿を拠点としつつ独自の医学理論を体系化したヒポクラテス派の医師たちにとって、病気に罹っている身体を理解する第一の手がかりは、患者たちの訴えと身体の表面に現れる症状の記録だった。やがて紀元前二〇〇年代、マケドニア王国の運んだ古代ギリシア文明の対岸の飛び地、学芸が奇跡のように花開いたエジプト・プトレマイオス朝下のアレクサンドリアで、ほんのひとときだけ、死体を活用した人体解剖が行なわれる。しかし地中海周辺でキリスト教の権勢が伸びるにしたがい、人体解剖は長らく西洋世界から姿を消すこととなった。ローマ帝国の最盛期、五賢帝の治下で古代地中海文化が生んだ医学・自然哲学の精華を再統合したガレノス(一二九—二一〇頃)の医学理論は、サルやブタなどの解剖の実践と、アレクサンドリアに遺された人体解剖の記録とを突き合わせながら、類推と思弁の力を駆使して構築されたものだった。そのような、西洋世界における人体解剖を取り巻く状況が変わるのは、一二世紀の大学の設立から続く学問の再興期、特に南ヨーロッパの大学でのイスラム圏科学輸入の活力を得てからであるが、それでも人体研究の困難の解消は一筋縄で進むことはない。アンドレアス・ヴェサリウス（一五一四―一五六四）の卓越した『ファブリカ』の成果ですら、同時代の社会を支配する教会権力との関係、ガレノス医学を奉じる大学人たちの反発に苦しまなければならなかった[6]。

すでに動かなくなってしまった、生命を宿していない人体の内部を見ることがこれだけ困難であるときに、生きている人体がいかなる活動で支えられているのかを理解することはきわめて難しい。

そのことを考えれば、医学の歴史を辿るとき、病理学と生理学で、その知識の構築に時間差が生じているのは、当然のことだと思えてくる。生理学研究の難しさを実に鮮明に、かつほほえましく象徴してくれるのが、ヴェサリウスの一世代前の解剖学者であるベレンガリオ・ダ・カルピ（一四六〇頃―一五三〇）の解剖図である［図2－1］[7]。理想的な体躯の青年男性が、にっこり笑いながら皮膚をめくりあげて、腹筋を見せて立っている。なんと魅力的な図像だろう。けれども実際には、このような健康でなんの苦痛も感じず生きている身体の内部こそ、最も探究的な眼が観察することのできない対象だったはずだ。元気に生きている人間の身体をメスで切り開けば、その身体はたちまち元気でなくなってしまうのだから。

（5） Koyré, A., *From the Closed World to the Infinite Universe*, Baltimore, Johns Hopkins Press, 1957.（コイレ『コスモスの崩壊――閉ざされた世界から無限の世界へ』野沢協訳、白水社、一九九九年）; Wilson, C., *The Invisible World: Early Modern Philosophy and the Invention of the Microscope*, Princeton NJ, Princeton University Press, 1995.
（6） 坂井建生『人体観の歴史』岩波書店、二〇〇八年を参照。
（7） Berengario da Carpi, *Isogagoe breves*, Bologna, Benedictus Hector, 1523.

ところで、ガリレオは彼の望遠鏡で月の表面を観察するのと同時期に、顕微鏡ではハチの外皮を観察して、それが柔毛のようなもので覆われていることを観察した（彼にとっては望遠鏡も顕微鏡も、どちらも「覗き筒」であることに変わりない）。

上述の通り、そのミクロの光景はファベールらアカデミーの参加者たちを魅了した。そして、ちょうど月面のスケッチが望遠鏡による天文学研究のモチーフとして、初期の観察者たちに共用されたのと同じように、昆虫やカエルなどの小動物の先端や細部を観察することが、自然研究の流行のテーマとなった。イタリアを先端地としたこの流行は、じきにヨーロッパ全土で共有される顕微鏡観察の形式を成立させてゆく。その形式を集約したものが、草創期のイギリス・王立協会の主要人物のひとりロバート・フック（一六三五―一七〇三）の『ミクログラフィア』（一六六五年）であっ

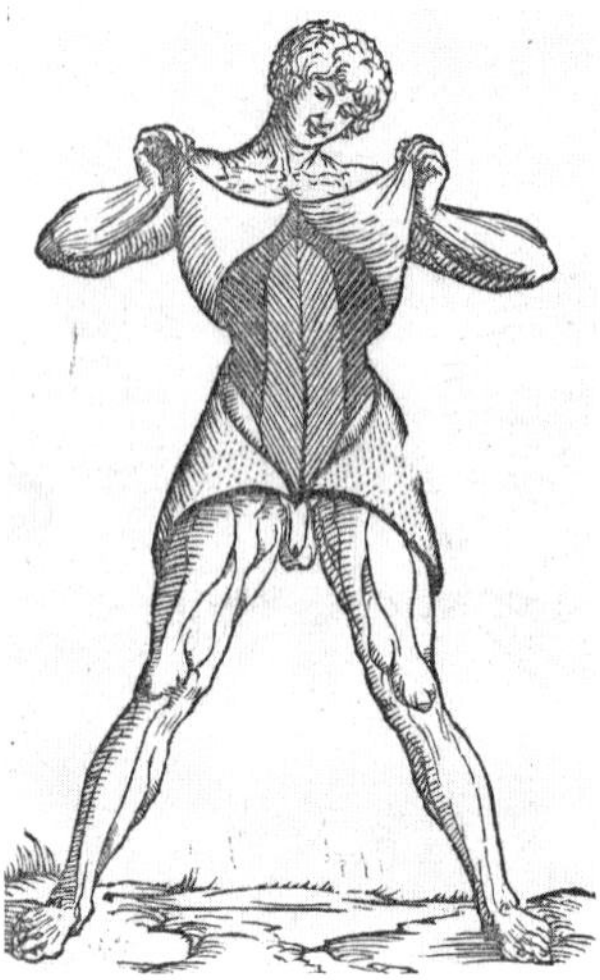

図 2-1　ベレンガリオの解剖図

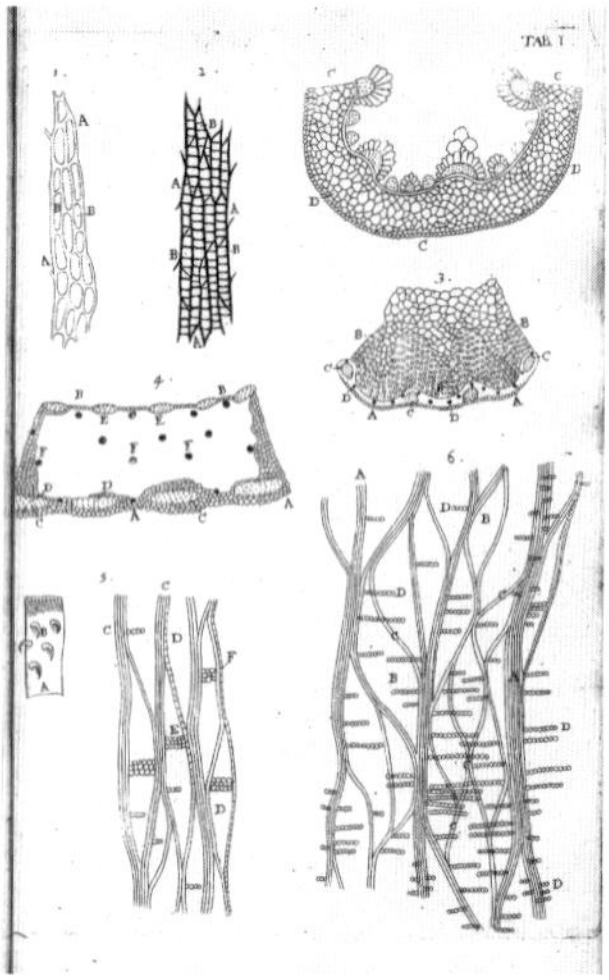

図 2-2　マルピーギの見た植物の細胞

た。『ミクログラフィア』の記述は「針の先端」から始まり、リネンやシルク、金属や鉱石とともに、様々の植物の細部と、魚の鱗、ハチの針、かたつむりの歯、酢に棲む線虫、さらに尿の成分や諸々の水溶液の結晶の構造など、実に多彩な対象について語っている。その多彩さと、まだ未整理にも映る一種の乱雑さは、当時の顕微鏡観察実践の第一級の見本として、そこに生まれていた新しい知的関心の勢いを伝えてくれる(8)。

そうして、ガリレオの観察した月のクレーターや太陽の黒点が、それぞれ自転する星々の構成する宇宙像を彼に確信させたのと同じように、顕微鏡もまた、生体の理解を大きく転回させる意味を持つ観察を、この時期に生み出すこととなる。一つは毛細血管の存在の確認であり、もう一つは細胞の観察である。

その双方に寄与したのが、イタリアの医師マルチェロ・マルピーギ(一六二八—一六九四)だった。マルピーギは植物と動物の両者について、数多くのすぐれた顕微解剖を行なった。植物に関しては、フックが『ミクログラフィア』で指摘していた「死んだコルク組織中」の「小室＝細胞(cell)」の姿を、異なる様々の生きている植物の組織のなかに観察し、かつ、とても美しい姿で描き出している[図2-2](9)。

他方で、それ以前からマルピーギは独自の実験的な動物解剖を重ねており、これを通じて、生命

(8) Hooke, R., *Micrographia; or, Some Physiological Descriptions of Minute Bodies Made by Magnifying Glasses with Observations and Inquiries Thereupon*, Charleston, Biblio Bazaar, 2007 [originally, London, 1665].

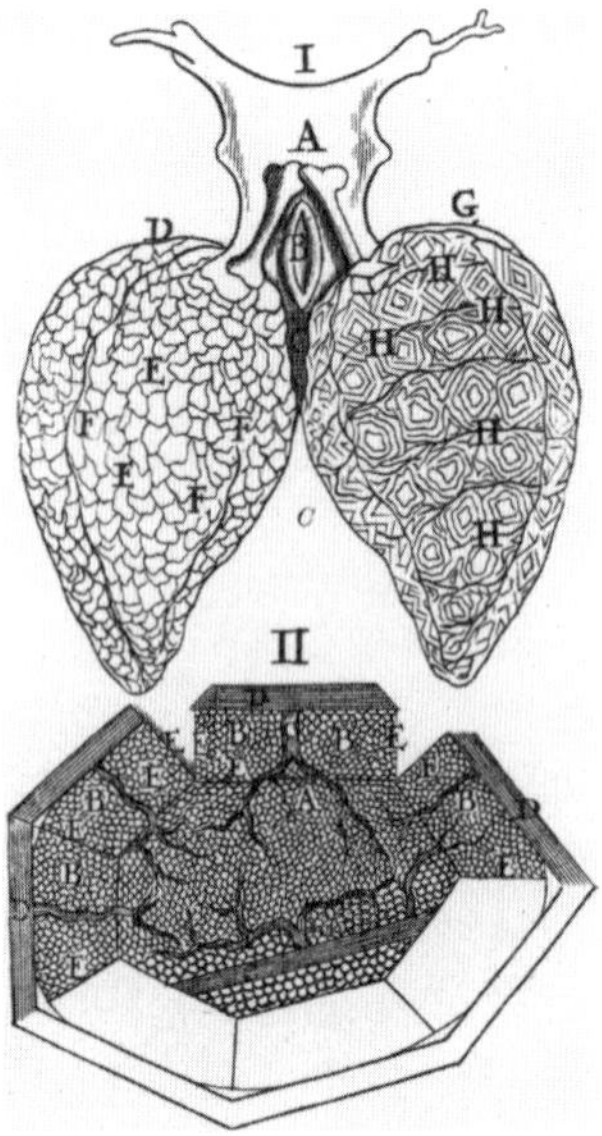

図2-3　マルピーギによるカエルの肺のスケッチ。Ⅱの図に動脈と静脈をつなぐ毛細血管の網が描かれている

活動にとっての肺の重要性を確信するようになっていた。この重要性を証明するために、彼は小動物の顕微解剖に力を注いだ。そして一六六一年、生きたカエルの皮膚を切り開き、まだその体内の脈動が残っているうちに、肺の組織に沁み込むように走っている幾筋もの「網のような」血管のなかを血液が流れる様子を、顕微鏡で観察する方法を編み出した。ここから彼は、肺において静脈と動脈の血液が交わり、再活性されるのだと結論して、ハーヴィ（一五七八―一六五七）の血液循環論に欠けていた最後の「環《わ》」にかかわる論証を提供したのである［図2-3］(10)。

3　「生命」の世界の二元化へ

マルピーギと同時代に、オランダ人のアントニ・ファン・レーウェンフック（一六三二―一七二三）がいる。彼の存在は、「新たな視界」が決してそのまま人間の新たな「自然」理解に結びつくものではなかったことを、よく教えてくれる。

商業の傍ら自然研究に勤しむアマチュア顕微鏡観察家だったレーウェンフックは、地元デルフトの高名な医師デ・グラーフ（一六四一―一六七三）の引き立てで、ロンドンの王立協会にその名前を紹介された。レーウェンフックの「学界デビュー」となる一六七三年の顕微鏡観察は、フックのスタイルを踏襲した定型的なもので、カビや、ハチの針・頭部・眼の構造などを詳細に描き出していた。しかし、王立協会の研究雑誌『フィロソフィカル・トランザクションズ』の編集人だったヘンリー・オルデンバーグ（一六一九?―一六七七）はすぐに、このレーウェンフックが前例のない「驚異」を観察していることを知る。デルフト近郊の湖から持ち帰った水に「たくさんの小さな生きものが泳いでいる」と、彼が手紙で伝えてきたのである。

「砂粒の一〇〇〇倍は小さい」と、レーウェンフックはその手紙に書いていた。彼が主張する「水中の小さな生きもの」に関する観察の重大性に気づいたオルデンバーグは、レーウェンフックにさらに多くの液体や、そこに生きものがいるかどうかについての観察を続けるようにとすすめる。発奮したレーウェンフックは酢や酒やコショウ水などを観察し、オルデンバーグの助言に従いながら慎重に観察記録を準備して、一六七七年、『フィロソフィカル・トランザクションズ』にその成

（9） Malpighi, M., *Anatome plantarum: Cui subjungitur appendix, iteratas & auctas ejusdem authoris de ovo incubato observationes continens*, London, Johannis Martyn, 1675-1679, Table I.
（10） Young, J., Malpighi's "De Pulmonibus", *Proceedings of the Royal Society of Medicine*, 1929 Nov; 23 (1) : 1-11.

果を発表した。これが人類史上で記録されている最初の、「微生物の観察」となる。[11]

レーウェンフックは同時代的に見てもきわめて独特な構造の単式顕微鏡を自作していた［図2－4］[12]。その顕微鏡で、彼はさらに、液体を観察するための独自の方法を開発していたらしい。こうして彼は、微生物のほかにも、赤血球、精子、ビール酵母などについて、今日において史上初だったと認められている観察記録を残した。ところが、実は、それらの「発見対象」についてレーウェンフックが観察記録に添えていた説明は、今日ではまったく科学的に受け継がれていないのである。

たとえば、同時代オランダの自然研究に強く影響していたデカルト（一五九六―一六五〇）の粒子論を自己流に解釈しつつ、レーウェンフックはビール酵母を構成している「小球」の存在を指摘

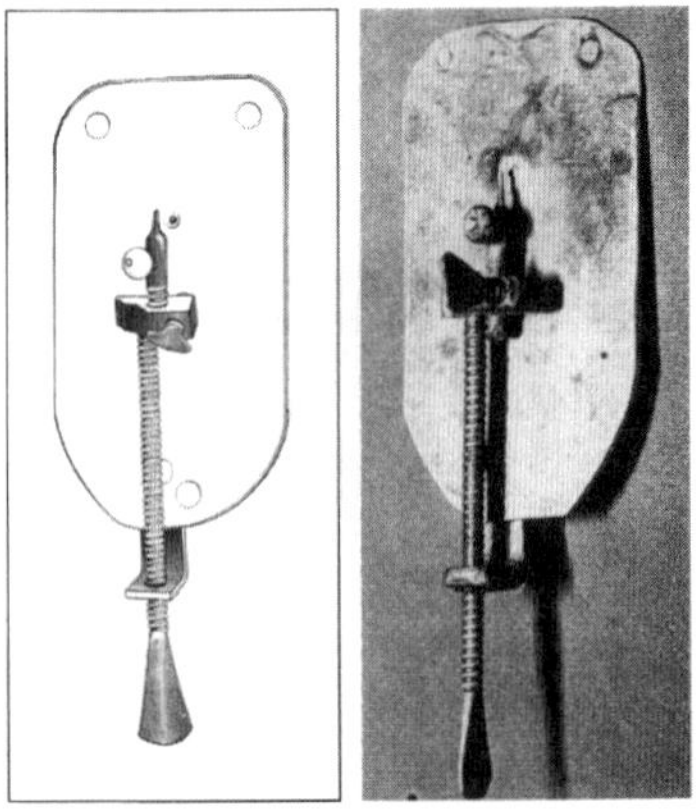

図2-4　レーウェンフックの顕微鏡

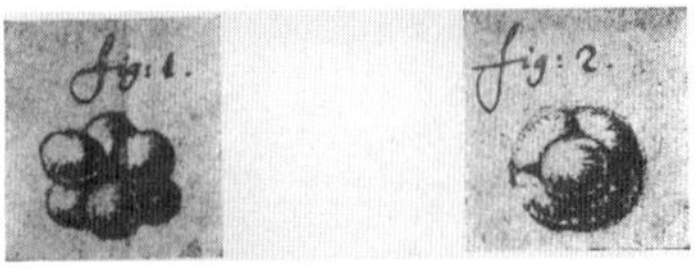

図2-5　レーウェンフックによるビール酵母のモデル図

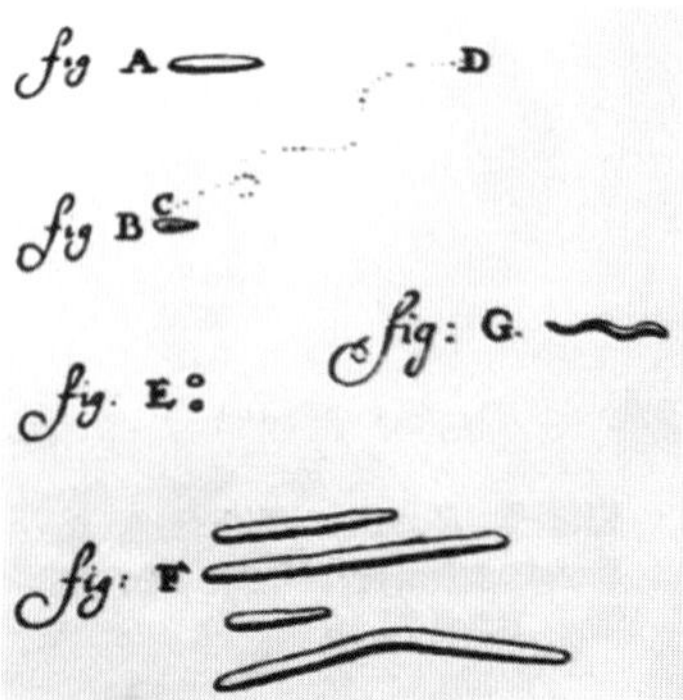

図2-6　レーウェンフックが歯垢になかに観察した「極小の生きもの」

して、この「小球」と赤血球が「同じもの」であると主張した。その一方で、彼はビール酵母と、「水中の非常に小さな生きもの」、つまり微生物との間には、存在としての関連性を見い出さなかった。彼は植物や昆虫の組織に見られる「粒子」と、人間の体内に散見される「粒子」との同質性に執心し、この同質性が物質の構成で果たす原理的な役割についての見解を王立協会に報告し続けたが、これらの報告は、「水中の生き物」の驚異ほどには同時代の研究者たちの関心を惹くことはなかった［図2－5］[13]［図2－6］[14]。

やがて、酵母が「生きているもの」であることに気づき、その生態と生産物としてのアルコールとの関係を明らかにするのは、一九世紀後半の化学者ルイ・パストゥール（一八二二―一八九五）である。酵母とカビが同じ養分を奪いあい、その結果としてワインやビールの出来の良し悪しが生じることに気づいたパストゥールは、物質の腐敗の内奥に隠されている、「極小の生物」の世界を確信することになる［図2－7］[15]。腐敗はワインを劣化させると同時に、人体に生じた傷口を腐らせ、炎症を起こし、ときに死にいたらせるものでもある。しかし目に見えない「極小の生物」は、傷口

（11） *Philosophical Transactions*, XII, London, 1677, pp. 821-831.
（12） Ford, B.J., *The Leeuwenhoek Legacy*, Bristol/London, Biopress/Farrand Press, 1991, p. 149.
（13） *Alle de brieven van Antoni van Leeuwenhoek/ The Collected Letters of Antoni van Leeuwenhoek*, vol.3, Table XXXI, fig. XXV&XXVI.
（14） *Alle de brieven van Antoni van Leeuwenhoek*, vol.4, Table X, fig. XIIIb.
（15） Pasteur , L., *Œuvres de Pasteur*, vol. 5, 1928, Pl. 1.

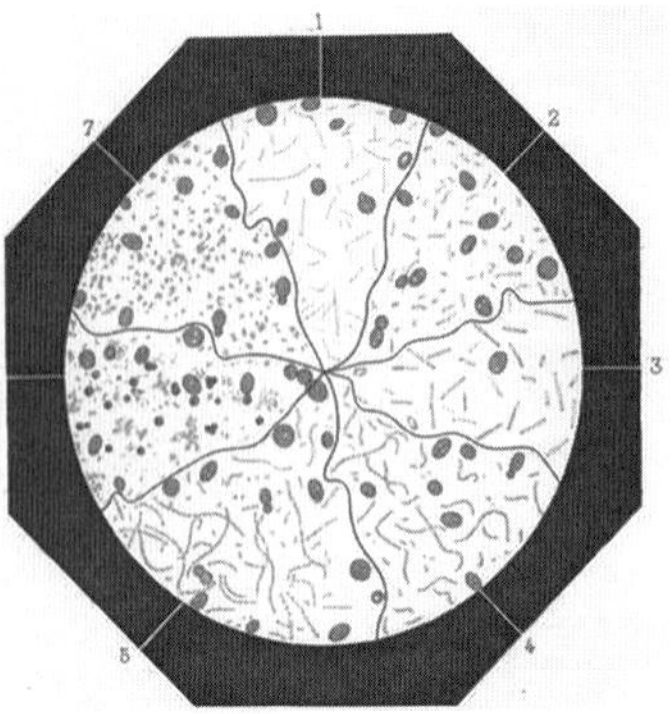

図 2-7　パストゥール「ビールの研究」に掲げられた酵母と各種の腐敗の原因菌のスケッチ

以外からも体内に入ることがあるのではないか？　そのとき、私たちの体のなかで生きる「極小の生物」は何を産出するのか？　ワインの「味」や人間の「病気」が、こうして「菌」という存在の生命活動と結びつけられることとなった。そこから始まる世界像は、今日を生きる私たちには馴染み深いものだろう。同じような転換は、フックが「小室＝細胞」と呼んだものについても、一九世紀に生じている。そこでは、ドイツの植物学者マティアス・ヤーコプ・シュライデン（一八〇四―一八八一）と動物学者テオドール・シュヴァン（一八一〇―一八八二）によって「小室＝細胞」が植物だけでなく、動物の身体をも構成していることが究明された。生命体の基本要素としての細胞という観念は、一九世紀を通じて、生物学の研究者にとって共有の「事実」となっていく[16]。

裁判にかけられながら「それでも地球は回っている」と呟いたとされるガリレオほどの苦難を、フックやレーウェンフックが経験することはなかった。けれども、いま目の前に見えている世界を理解し、それを人間にとっての共通の知識として成立させるまでには、いくつもの人間の体験や人生が捧げられてきたことは間違いない。

(16) Harris, H., *The Birth of the Cell*, New Haven, Yale University Press, 1999.（ハリス『細胞の誕生――生命の「基」発見と展開』荒木文枝訳、ニュートンプレス、二〇〇〇年）

3　一九〇〇年的臨床身体・試論

現代において、「私たち科学者は、いま生命の細分化という問題に直面している。生命科学の進歩は、生命活動の基本となる分了や遺伝子の解析を可能にしたが、一方現実に扱っているものは、もはや生命の最小ユニットでさえない断片になっていることも気づいている」(1)と告白する免疫学者の多田富雄が「生命を全体として考えることがいかに困難になりつつあるかは科学者自身がよく知っている」(2)と言いながら、それでも、そしてそれゆえにこそ、この「進歩」の「結果」として得られた「断片」を再び「生命」なる「全体」へと拡充・適応すること、そこに符合できる「意味」を付着・復帰させること、そして自身の「見て」きたその現象と運動とを「ふつうの言葉に翻訳すること」(3)を努めるときには、そこでは、これまでに辿られた歴史的な時間の推移が（ほかでもない「進歩」の時間が）もたらした細分化の鋭角が、この「科学者」によって意識的に緩められることによって、その二次的な「形態」へと接近させられている。

「この免疫学の会議［＝一九八六年にイタリア・ボローニャで開催された会議「免疫システムにおける細胞間コミュニケーションの記号論（The semiotics of cellular communication in the immune system）」］の席上で、意味論について論じ合う理由は、われわれが奇妙な状況に直面しているという事実にあります」[4]。

一九八〇年代は、免疫学にとって決定的に重要な時間として、今後も科学史上に記憶されることとなるだろう。免疫機構そのものを変質させる病いが登場することによって、つまり「一九七九年の新しい致死的な病気――後天性免疫不全症候群あるいはエイズ――の予期せぬ出現ほど、免疫学の研究を活気づけたものはなかった」[5]という状況によって、免疫学の領域では、これまでにないほどの「進歩」の蓄積が行なわれることとなったのであるから。

しかしながら同時に、そこに起こったことを語る言葉は、奇妙に二つの道へと分かれてもいく。たとえば、「immunityとはその語源から既にそうであるごとく、〝疫〟から免れるという生命現象を表すものである。その機構を担う物質として歴史的には、まず抗体が同定され、抗体の構造解析や遺伝子構造解析［…］、また最近では、免疫応答に関与するMHC遺伝子構造の解明、さらにこれからやがて明らかにされるであろうB細胞およびT細胞のV遺伝子の多様性の生成機序に関与する遺伝子調節機構の解析へと、近代免疫学は免疫応答系の姿を次々と明らかにしつつある」[6]――これは、いわば高らかに、一つの「正統」な免疫学の歴史認識を謳うものだ。一七九八年のジェンナーによる種痘以来の、「immunitas／苦役の免除」にまつわる知識の蓄積としての免疫学は、当然ながら、最も頻繁にエイズという病気について、「専門家」として語るべき科学となった。新たな「伝染病」の登場に動揺する社会の要請に応えて、この科学はこの病気に対処するための仕組みを、確かに「次々と明らかにした」。ときに、その免疫学者たちの啓蒙的な言葉があまりに明快な「軍事的隠喩」に彩られていることを、文学批評家のスーザン・ソンタグや文化人類学者のエミリー・マーチンが分析したこともある。（ソンタグは「スター・ウォーズやスペース・インヴェーダーの時代には、エイズは実に分りやすい病気になってしまうのだ」と書いた[7]）。

他方で、そのような事情の傍らで、「免疫学者たちは、自分らの観察したものを説明するために、

（1）多田富雄『免疫の意味論』青土社、一九九三年、二五頁。
（2）同箇所。
（3）同箇所。
（4）E・マーチン『免疫複合──流動化する身体と社会』菅靖彦訳、青土社、一九九六年、一四八頁。なお、引用はここで言及されている会議におけるT・フォン・ユクスキュルの講演より。心身医学研究者である彼は、環世界論を展開したヤーコプ・フォン・ユクスキュルの息子でもある。
（5）S・ミゼル＆P・ジャレット『免疫学の挑戦──癌からエイズまで』五島眞訳、ホルト・サウンダース・ジャパン、一九八五年、一三頁。
（6）『岩波講座免疫科学　免疫応答の調節』岩波書店、一九八四頁、一三頁。
（7）S・ソンタグ『新版　隠喩としての病い／エイズとその隠喩』富山太佳夫訳、みすず書房、一九九二年、一五六頁。

慣れない表現を使わざるを得ません」[8]という当惑が免疫学者の側に発生していると指摘されたとき、それは決して、彼らの言語遣いのなんらかの過ちや不注意によるものではなかった。「「記憶」、「認識」、「個体性」［…］「自己」、「非自己」［…］このような表現は物理学や化学では知られておりません。原子や分子は自己、記憶、個体性、内面などをもっていません。それらは何も読むことも、認識することも、解釈することも、殺されることもありえません」[9]。

このとき、「ありえない」こととして表されている不可能性とは、いったい「だれ」の能力において発生するものなのだろうか。「このことは、こうした表現を使って説明されている問題を、物理学的プロセスや化学プロセスに翻訳したり、物理学や化学の用語を使って説明したりすることが不可能であることを意味しています」[10]。しかし、そのような「翻訳」とは、「ふつうの言葉に翻訳すること」の、まさに（あるいは単に）、鏡映しであるべき行為ではなかったのだろうか？

もとより、冒頭で読んだ多田の言葉は、「ふつうの言葉への翻訳」とは、「生命科学の進歩」の「後」にのみ立ち現れる操作だということを、正しく呈示している。私たちはここで、一八九二年に「ある病気の、あるいはある病気群の原因として結びつけることができる細菌が、年々発見されている。コレラ、腸チフス、マラリア、インフルエンザ、それから結核、瘤、癌、あるいはジフテリア、麻疹、猩紅熱、リューマチや炭疽、天然痘、狂犬病、破傷風。いやそれどころかコブラの毒さえもが、それぞれ別々の微生物（microscopical being）へと結ばれることとなったのだ」[11]（P・クロポトキン）と喜ばれた出来事があったことを、思い出しておくこともできる。「［…］科学的な微生物学（scientific bacteriology）は、ごく最近に成立したものだ。それは［一八］五〇年代の終わり

——つまりパストゥールのビールおよびワインの発酵に関する研究と、［ルドルフ・］フィルヒョウの細胞病理学研究から始まった。そしてそれ以来、非常な速さで進歩している」[12]。「いま」にいたる「生命科学の進歩」の「始まり」と目される場所へと下っていくと、そこにはこのように「いまやすべては変わった」[13]と語る言葉が多数発見できる。そしてそれはたとえば次のように、すなわち「我々はコレラの原因や起源、そしてその蔓延のプロセスや阻止の手段について、非常に多くのことを具体的に知っているのだ」[14]という意味をもって人々に理解された、そのような一群の出来事のことを指していたのである。

この場所を「今世紀前半の生物学者や医者のほとんどが、「現代的」と認められる時代の始まりとして定めている」[15]空間・時間だと名指しするとき、それを「実際この時、一群の新しい発想や一気に起こった発見たちが、生物学研究および実践医学における方法論を根本的に変質させた。ダーウィニズム、細胞生物学、そして実験医学の発展と言えば、それで十分である」[16]と説明することは

（8）マーチン『免疫複合』一四八頁。この発言もユクスキュルの講演からの引用。
（9）同箇所。
（10）同箇所。
（11）Kropotokin, P., "Recent Science," *Nineteenth Century*, London, 1892, p. 237.
（12）Ibid.
（13）Hart, E., "Cholera, and Our Protection against It," *Nineteenth Century*, London, 1892, p. 632
（14）Ibid.
（15）Grmek, M., *La Première rèvolution biologique*, Paris, Payot, 1990, p. 8.

正当である。医学史家ミルコ・グルメクは、生物学史上に「認識論的断絶（ruptures épistemologiques）」の場を合計三回見い出すことができるとし、その最も古いものと新しいものである（「初めての生物学革命」の場）一七世紀と（「生物学的記述の新たな体系としての「分子生物学」が成立した」）二〇世紀半ばとを挙げ、そしてその両者の中間地点に、この「一九世紀の終わり半分」の作用を指し示した。

一九世紀の終わりに「一気に／集中して（convergentes）起こった」転換へと向かう新たなる方法論たちが、やがて五〇年の時間の後に、ほかならぬ「分子の生物学」へと収斂することを考えるなら、多田が体感していた「生命の細分化」が「直面」されているような現在へといたる原動力の生誕地を求めるためには、確かに「それで十分である」。一方では、クロポトキンのいう病気の原因としての being たちを microscopical に観察し続けることの医療的価値が、この科学的営為にもたらした社会的情熱という意味において。そして他方では、しかしながら同時に、その観察のもたらす「可能性」が、やがて来るべき「最・現代性」を、すでにそこに内蔵していたという意味において。一九世紀末は、医学・生命科学史上に、特権的な一契機を形成するものである。

そうだとすれば、次に引く言葉は、その特権性のなかでのみ実現されたものである。あるいはこの言葉自体が、ここに発生している特権性の、その本質を表現するものでもある。「医学のすべての分野と各国におけるその推進者たちは、みな同じ究極の目的を抱いている。すなわち人間の身体とその内部の動き（processes）についての、そして有害な諸作用（noxious influences）とそれに対する防御の手段についての、できうる限り完全な知識を得ることである」[17]。

いまやすべてが変わった。この独特の瞬間に続くべき道は、この上もなく明らかに、そこにすでに、現れていたように見える。そして繰り返すなら、この道の果てに成立した状況を指して、私たちはそれを「現在」と呼んでいるのである。

2　「一九〇〇年」の周囲で

今日そこにどのような評価がなされるかという問題を別におきつつ、まず、この「一九〇〇年」を文字通りの「転換点」であったと前提する。では、そこに起こったものはいかなる性質によって、最もよくその特徴を示すことができるような転換だったのか？

それはまず、あらゆる意味での「集約」と「分散」として、理解されるべきだろう。なぜなら契機はあくまで契機であって、その途上に突然、ひとかたまりの「現代」が出現することになるわけではない。そこには反発と対立と消滅と誕生の、すべての転回運動の同時進行が、起こることになるだろう。それらの動きは、最も注意深い目による観察をもさらに逃れ出ながら、思いもよらない

（16）Ibid.

（17）Mörner, K A. N., "Presentation Speech – 1902," *Nobel Lectures – Physiology or Medicine 1901-1922*, Amsterdam/New York, Elsevier Publishing Company, 1967, p. 21.

「未来」の姿を出現させていく。

冒頭に挙げた免疫学に関して言うなら、確かに一七九八年のジェンナーの一つの行為に、免疫という「あの四体液説に象徴される「体質」（'complexion'）という伝統的な観念に初めて操作的（オペレーショナル）な形で近づいた歴史的のできごと」（川喜田愛郎[18]）の開始地点は定められている。正確には、その以前にも、すでに人痘の接種自体は様々な形で実践されており、この獲得性の免疫現象の人為的応用は、経験にしたがった判断によって歴史的には開始されていた。しかしながら、ここでジェンナーに「医学史的」に与えられる特別さとは、免疫という現象が、彼において一つの「方法」として整理されたことにある。のちにパストゥールが「ヴァクシナシオン（vaccination）＝免疫接種」という名称にその功績へのオマージュを込めると述べた通り（それは一八八一年にロンドンで開かれた国際医学会議での講演のなかで宣言された[19]）、ジェンナーの試みが歴史に呈示したのは物質としての牛痘（vacinia）ワクチンであるばかりではなく、それはむしろ免疫をもたらす「ワクチンというもの」（vaccine）の存在それ自体である。だからこそ、彼の仕事は「そこに続くべき歴史」に対して、特権的なものとなったのだ。

けれども同時に、彼の仕事がなんらかの「系譜」の「最初」であると広く承認されるためには、まずパストゥールによるジェンナーの行為の再現が「先に」なされなければならなかったのであり、そうしてパストゥールがニワトリ・コレラ、炭疽病、狂犬病のワクチンを手にすることで、そもそものジェンナーの「初めの」行為の、その抽象的な「正体」がやっと知られることとなったのだとも言える。それはまた一方では、パストゥール自身や、さらにローベルト・コッホというその同時代人によって初めて知られることとなった、ごく小さな生物に対する新たな認識なくしては、おそらく困難だったなりゆきの結果でもある。

それから、パストゥールの企図したことが、やがて「後続」する研究たちに伝播していくためには、彼らが観察する個別の「病原体」に血統書を与える役割を果たした、「コッホの原則」なる病原菌同定のための方法論の影響力も見逃すことはできない。何種類かの異なる病気という現象のなかに確認できる、独自の「原因／agent」としての微生物の位置づけの定式化は、ここでようやくその一世紀前の手探りの営みを自身のなかに回収するとともに、一方ではみずからの後に来る一世紀の科学者たちを、ほとんど拡散に近い形で走らせていく号砲ともなった（たとえば、野口英世のような人物がその号砲のもとで大いに走った代表人物と言えるだろうし、あるいはその号砲の反響を歴史にさかのぼらせて物語を描いたのがポール・ド・クライフの『微生物の狩人』[20]ともなる）。

医学史がこのように書かれるならば、そこに拾いあげられるのが主に、その「回収」のなかに含まれた先達の集まりとなるのは当然だろう。

「一九〇〇年」を用意したと認められている、以下のような、数々の名前。「細胞病理学の祖」フィルヒョウ、「生理学の巨人」ミュラー、「組織病理学の父」ビシャ、ラエンネックの聴診器、ラ

（18）川喜田愛郎『近代医学の史的基盤 下』岩波書店、一九七七年、六二〇頁。
（19）パストゥールによる学会招待講演「鶏コレラおよび炭疽に関するワクチン処理」。詳細は拙著『科学と表象——「病原菌」の歴史』名古屋大学出版会、二〇一三年、二一〇頁を参照されたい。
（20）P・ド・クライフ『微生物の狩人』上・下、秋元寿恵夫訳、岩波文庫、一九八〇年。

ボアジェの燃焼・呼吸理論、モルガーニの解剖病理学。それらと対比されるように、それらの名前の周囲に「残存」してしまった数々の「同時代者／物」たちは、むしろ流れつつあった歴史に絶え間ない抵抗を与えた存在としてしか、現れることができなくなる。

一九〇〇年に近い側の、すなわち一八〇〇年代の後半へと向かうドイツを指して語られた、次のような川喜田愛郎の言葉がある。「十九世紀の半ばに近づいて、統一を目指す新興国ドイツの怒れる若者たちにとって、あらゆる改革はその合言葉であったが、医学ではその要請がことのほか強かったから、若い学者たちの動きが気負いにみちたものであったのも当然であった。そこには、ロマン主義に対する激しい造反と、反面、後述のヨハネス・ミュラーを先達にめざましい槌音をたてつつあるドイツ生理学の建設の与えた刺激とが表裏となって、後の史家たちによって狂信的な科学主義と評されるような傾向さえしばしば見せたのであった」[21]。

そしてさらに、その状況との完全な対照性を示すかのような、一八〇〇年代の初めについて語る医学史家E・H・アッカークネヒトの言葉がある。「この時期のドイツにおける医療とはきわめて程度の低いものであった。[…]一九世紀の初めの一〇年間、そこではドイツ医学の全体が、ロマン主義的な自然哲学の影響下にあった。イギリスやフランスの医学者たちが冷静な観察を通じての進歩を成し遂げていたそのときに、ドイツの医者たちはといえば、生命と病いの本質について、極性というものについて、あるいはパラケルスス的なマクロコスモスとミクロコスモスのアナロジーについての、広大なる思索というものに耽っていたのだ」[22]。

この二つの文章を総合して整理した場合、「めざましい音をたてつつあった」前者・川喜田の論じる対象の方が、実は時間的には「後者」となって、つまり我々がこれまでに繰り返し強調してきた「一九〇〇年」という「契機」の内容となることは明らかであるから、そこからいわば「振り返って」歴史を語る後者・アッカークネヒトの取りあげる「ドイツ医学」は、たとえば以下のように断じられたりもするだろう。「フランスにおきた啓蒙主義の反動として、ドイツには十八世紀の末から十九世紀の初めにかけてロマン主義がみなぎり、それが医学によくない影響をあたえた」（小川鼎三）[23]。そして、「シェリング哲学から強い影響を受けて成立し」たと説明されるこの「ロマン主義医学」なるものについて、そこでなされたことの価値については、すなわち「シェリングの自然哲学は、思想としては立派であろうが、真の医学の進歩にはあずからず」、したがって、「むしろ有害である[24]」との判断が下されるのである。

ここで、一つの問いを立てることとしたい。では、この場面で、「有害である」とはどのようなことだったのか。そしてそのとき、この問いはおのずともう一つの問いへとつながるものでもある。果たしてそれは、いったい「何」にとって有害であったのか？

では、この「害」の中心にあったと名指しされているシェリングは、いかにして「有害」な「影響」の源泉を形成したか。それはまず、「自然科学」が見ることのできる「もの」の定義について

（21） 川喜田『近代医学の史的基盤 下』六二〇頁。
（22） Ackerknecht, E. H., *A Short History of Medicine*, New York, The Ronald Press Company, 1955, p. 142.
（23） 小川鼎三『医学の歴史』中公新書、一九六四年、九二頁。
（24） 同箇所。

から、始まるものと考えられる。彼が一八〇二年にイェーナ大学で行なった講義「大学における学問研究の方法について」は、以下のように語っている。

われわれが自然について絶対的に語ろうとする時は、われわれは自然を対立のない宇宙と解し、ただそのうちに再び二つの面を区別するのみである。すなわち、理念が実在的に生産される面と観念的に生産される面である。[…]／自然を理念の普遍的所産としてとらえるためには、われわれは理念そのものの始源と意味とに帰って行かなくてはならぬ。／[…]神の生産とは、普遍性と本質性とを限りなく特殊な諸形相のうちに造り入れることであり、だからこそ特殊な諸形相は特殊でありながら、同時にそれぞれ宇宙であり、哲学者によって単子《モナード》とか或は形相《イデー》とかよばれてきたものなのだから。(25)

「自然哲学派(Naturphilosophie)」科学の典型例として紹介されるローレンツ・オーケンの言葉をここで参照しておくことが、直接各方法論を開発したわけではないシェリングの、同時代の諸科学への「影響」なるものとのありようを知る手がかりとなるかもしれない。オーケンはみずからの科学について、次のように述べている。「一八〇八年イェーナおよびフロマンにて出版された「感覚体系の延長としての宇宙について」という論文のなかで、私は、有機体なるものは、ある個別の体における、宇宙のあらゆる活動の連関にほかならないのだということを示した。このことは私に、世界と有機体とが同一であるということ、そして必ずしもそれらが互いに調和のなかにあるわけではないことを、確証させた。そこから、私の「鉱物・植物・動物の理論」、そして「哲学的解剖学」

および「同生理学」が発展したのである」[26]。鉱物・植物・動物をつらぬく理論、もしくは哲学的な解剖学。このような視角に基づく科学が、今日まで広く受け継がれる歴史を生み出すものでなかったことは、ひとまずここで確認してよいだろう（しかしそれでもなお、これらはなんという魅力的な語の並びであることか）。

「医学」という営みの可能性に留意しつつ、上に引いたシェリングの言葉に戻ると、そこで繰り返されている警告にも近い指摘が、オーケンによって「個別の体」として言及されているものについてであることに気づく。まず第一の前提として、「個別の体」とは、具体化している「一形相」である。第二に、その質料において究極の唯一の理念を実現しようとしている「一理念」であるという点で、この「個別の体」は、宇宙とも「同一」の存在である。そして第三には、かつ、宇宙に存在するあらゆるものは、すべてこの実現する一理念であり一形相であるという宿命において、まったく同等に「個別」なのである。

このような認識を原理と確認した上で、シェリングはこの「個別」の存在について、あるいはその具体という状態について、特にそれと「時間」との関係を語ることによって、その「特殊」すなわち「一回性」についての確認と、そうであるということの説明とを行なっている。「理念は神と

(25) シェリング『学問論』勝田守一訳、岩波文庫、一九五七年、一四四頁。
(26) Oken, L., "Elements of Phisiophilosophy," *A Source Book of Animal Biology*, T.S. Hall ed., New York, McGraw-Hill Book Company Inc, 1951, p. 74.

等しく生産的であり、同じ法則にしたがい、また同じようにその本質性を特殊のうちへ形成し入れて、個々の特殊的なものを通して認識できるようにしながら、己自身においては、また己自身にとっては、無時間的であるが、しかし個々のものの立場から、また個々のものにとっては、時間的にはたらくのである」[27]。一回性であるという性質によって、「個体」は一つのプロセスを実現する。ただしそのとき、この「個別の存在」つまり「個体」における「生」という時間は、ただ「一回性」の「特殊」のうちに、きわめて無関心に回収されるものでもある。「個体は個体たることを顧みれば、一定の限界に拘束されているが、そういう限界は所産としての自己の存続を不可能とすることなくしては越えられないのである」、そして「そうする時は個体は疾病に罹る」[28]などと言われることは、確かに今日に向かって「めざましい槌音を立て」る種類の「医学」にとっては、困惑すべき論理だろう。

しかしながら、ここで、私たちはこの「一回性」が、「唯一の理念」の実現へと向かうその志向性の表現という意味においてのみ「同一」である、そのような存在群のなかでの「一つ」として理解されていることに、さらに重要な効果を見ることができるのではないか。きわめて伝統的な学問論としても容易に推察することができるように、ほとんど当然のことながら、シェリングにとっては、この「唯一の理念」を考察することで世界を理解しようとする知の活動こそが哲学であり、そして至高の学問である。したがってそれ以外の諸学問、ことに、「各形相」のみに注目して、その在り方自体にまつわって形成されていく知の集合というものは、その意味では、自身が必ず「特殊」のうちに「留まる」のだということを知っておかなくてはならない。たとえば、「無機的諸形相の純粋に歴史記述的（ヒストーリッシュ）な叙述は知識の一分科として形成されている」[29]と言われる、物理学のように。

では、このように言われることによって、つまり「しかし哲学の応用という事が問題外なのは明らかである。哲学の応用はほとんどすべての専門において、否、哲学の関係から見て最も低い対象、においても試みられて来たので［…］。法学者や医者が哲学の第一原則に無知でいながら、その知識を外面的な哲学的装いで扮飾しようと努めていることぐらい馬鹿げた事［…］は滅多に存在するものではない」[30]と、その学問領域自体が名指されることが、シェリングの言葉に触発されてなんらかの「害」が発生する、その内容なのだろうか。だが、そのように理解しようとすると、シェリング自身はすぐに、「彼はいろいろと有用なものになることはできよう」[31]と続ける。たとえ、「その特殊的専門の学問を、単に特殊なものとしてしか知らず、普遍的なものを特殊学のうちに認識し［…］学問の教師たり擁護者たる資格をもたぬ」[32]としても。シェリングは「近代化学が多くの事実をもってわれわれを豊富にしてくれたことをわたしは否定しない」[33]とも言うのである。

(27) シェリング『学問論』一四五頁。
(28) 同書一七二頁。
(29) 同書一五八頁。
(30) 同書三五頁。
(31) 同書三六頁。
(32) 同箇所。

むしろ、ただし、と彼が語ったことに、問題の所在があるのではないか。「化学を物理学から分離して扱うのは便宜ではあろう。しかしそうすればそれは、すべて学問たるの要求をもたぬ単なる実験的技術と見られなくてはならぬ」[34]。そのように警鐘を鳴らした後に、彼は「世界」と「特殊」のうちに、一つの「学問領域」が見ようとするものと記述しようとするものの、その視覚と言語の有効性自体を、「限定付き」にするのである。「化学的現象の構成は、特殊な知識に所属するのではなく、普遍的包括的な自然学に所属し、そこにおいては化学的現象は、全体の連関の外においてではなく、また特有の法則性をもつ現象としてではなく、自然の普遍的生命の個別的な現象の仕方として認識されるのである」[35]。これは「化学」なるものの持つ問題なのではなく、そもそも「個別」であり「一回」であり、かつ「唯一」のものへと向かっている」存在について観察しようと試みる営みに関しては（そして彼の場合では「哲学」を除いて）、完全に共有されるものである。したがって、たとえば「その学問を自然科学者としてと同時にまた普遍的精神において扱おうとする解剖学者」も、「本当の形相を単に歴史記述的にでも誤りなく語るためには、一つの抽象、すなわち通俗的見解を超えることが必要だということを、先ずもって認識しなくてはならぬ」。目の前にある肉体を切り開き、以前にも見たことのあるような形・位置のなかにある、いくつかの「器官」を確認することは簡単である。しかし、「彼は一切の形態の象徴的なものを理解しなくてはならぬ」[36]。「彼は、かれこれの器官は何の役に立つか、と問うてはならぬ。そうではなく、どうしてそれは生じたか、と問わなくてはならぬ」[37]。あらゆる「一回性」と、それらのうちに確認される「唯一の共通性」は、そこに容易に発生しようとする類似的共通性の一般化と範疇化を、明確に指差して宙づりにする。

「自然における一切の活動の根拠は一なるものであり、それは常に現在し、他のいかなるものによっても制約されず、いずれの物に関しても絶対的であるがゆえに、異なる活動も相互にただ形式の上から相異なるものであるが、しかしこの形式のいずれもそれぞれ独自でありながら他と等しいのだから、」よってすなわち、それは、「再び他の形式からは理解されぬ」[38]——この指摘が、決定的となろう。多数性の反復において、一回性を「個体」としてある「団体」のうちに見い出すこと——そこに適度な「一般性」を信じること——、つまりはほかならぬ「実験」から「知」を生み出す構造の本質が、ここでは拒否されるのであるから。

おそらく「害」は、基本的に、ここにおいて発生することとなった。事象的には、イェーナ大学を発信地として数多くの「特殊学問」の闘を越えて時代的な思潮をつくることとなった様々の「シェリングの影響」たちは、「大学」を通すことによって正統性を発揮し、そのために教育を通じて、次代への可能性を支配することとなったからである。この「正統性」の効力が続いた期間、すなわち「改革」がおよぶまでの数十年間のドイツ医学においては、「実験」と「臨床」を排した理

(33) 同書一六四頁。
(34) 同箇所。
(35) 同箇所。傍点は引用者による。
(36) 同書一七五頁。
(37) 同箇所。
(38) 同書一四八頁。傍点は引用者による。

論だけが、強調して「正しき医学」と呼ばれることが実際に起こった（それはやがて「ロマン主義医学」と呼ばれるようになる）。実験の停止は発見の停止を意味する。あるいは、一者の発見は多くの他者に「事実」として採用され伝播されなければ、新たなる発明とはなりえない。それゆえに「一九〇〇年」から振り返るならば、その場は「何も起こりえない」点で、すなわち「可能性」に対して、この上もなく「有害」である。

3 「臨床」・「身体」

一八世紀の化学者ラヴォアジェについて、彼が「科学は宇宙論的な問い（cosmic questions）に答えを与えたりはできないし、それはなんらかの神なるものによって施行された営為などについて語ることもできない」と認めた上で、「まったくの意味で、化学とは、概念的な用語における、原理とそのありうべき組み合わせたちの、その地図の表われ（expression）なのである。なぜなら物質とは、所謂原理と化学元素における組み合わせや関係性の、一つの秩序ある体系によって表現されうる（could be represented）ものなのであるから」と考えることができていたという点に、その近代性の支柱があると見る声がある。[39] この指摘は正しい。

ラヴォアジェは一七七二年に燃焼現象を空気と物質の化合に書き換えたが、そのおよそ一〇年後に、この化合という現象において「呼吸」と「燃焼」は同一であると「発見」することによって、

「人体」にかかわる認識に決定的な衝撃を与えることとなった。

ここで確認すべきなのは、この衝撃が二つの科学史的過程へと分かれていくことである。生気論はやがて衰退する。生化学は、発展する。「微生物感染症の問題の解決は実験医学の研究者によってのみ成されたわけではなく、また化学者のみによるものでもない。それはひとえに、この両者の多年にわたる緊密な協力体制の中で可能となったのだ」[40]。生気論は、シェリングの用語法にしたがうなら、「どうして」人体が活動するかを問い続けていた。「生化学」は、「どのように」人体が活動しているかを書き綴っていく。それは「内外で反応する人体」を「翻訳」していく——そして、この「翻訳」は、明らかに解剖とは異なる。停止した状態の機械／装置の仕組みを目視することが実現されていた「解剖」は、むしろ翻訳を受ける「人体」のうちに現在している「具体物」に属するものにすぎないだろう。この機械がなぜ「動き」を持つのかをめぐって展開された「生気」と「機械」の論争は、化学における「生成」のダイナミズムの前で霧消する。解剖学的身体は、むしろ翻訳の出発点を形成するのである。そこにある身体、そこにある臓器、そしてそこに起こっている「病気」から。

「患者の幸福（welfare）は医療の目的であり、いわゆる「治療的研究」といわれるものの目標で

(39) Abbri, F. "Romanticism versus Enlightment: Sir humphry Davy's Idea of Chemical Philosophy," in *Romanticism in Science*, Dordrecht, Kluwer Academic Publishers, 1994, pp. 38-39.

(40) Domagk, G. J. P., "Further Progress in Chemotherapy of Bacterial Infections – Nobel Lecture, December 12, 1939," *Noberl Lectures – Physiology or Medicine 1922-1941*, op. cit., p. 420.

もある。この幸福という目標が医療の内容であり正当化の根拠である。すなわち医療は疾病を治し、予防することにより健康を増進させることを目指す。人のためになるこの価値は、長い間医の倫理において、一つの基本的な価値――ときには唯一の基本的価値――とされてきた」[41]。この言葉は二〇世紀後半にいたって発せられた、きわめて反省的・自覚的なものであるために、ひるがえって、一九〇〇年をめぐって重ねられたいくつもの出来事がどのような性質を持ち、どのようなエネルギーを持ちえたのかを、正しく呈示することになるものである。

「一九〇〇年」、私たちの「体」にかかわって起こったことは、少なくとも二つの意味での「出発点」の確信に支えられたものにほかならなかった。第一に、前述の通り、これから何が目指されるのかが明らかであるという点における、自身の「起点」性において。そして第二には、自身が見ているものについての確認、つまり「それ」が「探究」を待つなにものかであるのだということへの、この上ない確信において。すなわち「人体」が「人間」の「からだ」であること、それがある構造と動き（processes）を内蔵しているのだということ、それをこそ「明らか」にし「抽象化」していくことが可能なほどに、具体的に、そこに身体があるのだということを信じることなくして、果たしていかなる「生命科学的」な「翻訳」の開始が、「生命」の「細分化」が、可能でありえただろうか。

このように考えるならば、では、その「自身が見ているもの」が「何か」ということを、私たちはそこできちんと確かめていたのだろうか？　それが「何か」と問うことによって、それが「人間の身体」であるのだと、そのように論証した契機が、果たして歴史のどこかに存在していたのだろうか？

フランスやイギリスといった「近隣諸国」においては「冷静」な「観察」によって未来へとつながる「進歩」が実現されていたその傍らで、この「見ているもの」自体が何であるのかを問うことを忘れてはならないと言い続けていたドイツの「もう一つの医学」は、しかしこれを問うことによってこそ、ある「有害」な結論を持つにいたったのではなかっただろうか。「あらゆる個体」が「唯一の理念を実現する」点において「個別」であるとき、その「個別性」はそもそも、「表現」における「一回性」としてのみ、世界に分布される。ならば、そこにある「からだ」はすべて、それ自体が「表現」でありえても、しかし「原理」ではありえない。どの「個体」を書き記しても、それは、「人体」一般を特殊に「表象」することを主張すべきものとはなれない。この「害」ある認識に、「どうして」一九〇〇年を迎えるその一世紀前にあれほど多くの「科学者」たちが惹きつけられ、しかもその直後に、「怒れる若者たち」によって、「激しく造反される」にいたったのか。この「歴史的事実」自体の示すところをこそ、いま、「現在」のわれわれは読まなくてはならないのではないのか。

なぜなら、一九八〇年代にエイズが「死の伝染病」として私たちの現代的生活に回帰したとき、私たちの目の前でゆらいでいたのは、たとえば「病い」と「健康」の概念であり、免疫学において

---

(41) R・R・フェイドン&T・L・ビーチャム『インフォームド・コンセント』酒井忠昭・秦洋一訳、みすず書房、一九九四年、九―一〇頁。

は、それは「防衛機構」を挟んだ「自己」と「非自己」の対概念であったからだ。

二〇世紀後半におよんで以降、多くの言葉が「病い」の概念の在り処と境界線とを明らかにしようとし、そして結論として、その「異常」としての反作用性なるものに到達するよりほかないことを告白してきた。歴史的にいかなる表象遺産（たとえば病いについての古典的図像、または治療神殿における奉納人体像など）を辿っていっても、あるいは現象学的に「病に落ちる」プロセスを再構成しようとしても、そこにはほぼ共通して、「ある日突然」「いつもと異なる状態に自分がおり」「そして何よりそれは私にとって不都合である」という判断によってそれが「異状」として輪郭づけられるのだということより先へは進めない、決定的な限界性をこの概念に認めるしかないのだということが、多くの声によって繰り返し認められている。[42]「病い」は「患者の幸福」への「反」として浮かび上がり、かつ、「対」としての「幸福」を掲げもする。それは、あくまでもこの相対性の効果に支えられて成立する価値的な概念であることを、いまや知られるにいたっている。

ならばここで、それを「問う」営みそのものが「有害」として「拒否」されることとなったあのロマン主義医学という事態における、この「効果」の類似を疑うことが可能ではないだろうか。あるいは、それは、「否」の形でしか可能ではありえなかった、独自の状態であったと言うことはできないか。今日からその歴史的な発展を振り返って言うならば、「生命科学の進歩」にとって、ここで「造反」という拒否によってしか問いの答えが出されなかった「身体」なるもののもたらしたものは、あまりにも魅力的だったのではないのか。一九世紀の末に生命科学上の歴史的転回が起こるために、ここで不可欠であったのは、まず第一にある種の「身体」がひたすら選択されることだったのだと、そのように考えてみることが可能なのではないか。

私たちは「振り返って」問わなければならない。すなわち、「臨床」における身体がなべて、「人間」なるものの「代理－表象的身体」(representative body)の「表現」(expression)であること。それを信じ、そこから始めることを、私たちは「合理的」と呼ぶか、あるいは、それをこそロマンティックな「理性の退却」と呼ぶか?

(42) たとえばH・E・ジゲリスト『医学序説』高山坦三訳、思文閣出版、一九八一年、M・サンドライユ『病の文化史』上・下、中川米造・村上陽一郎共監訳、リブロポート、一九八四年、T・H・エンゲルハート「健康と病気の概念」S・スピッカー&H・T・エンゲルハート編『新しい医療観を求めて』石渡隆司他編訳、時空出版、一九九二年。

4　一九世紀の果実、二〇世紀の種子——パストゥールについて

1　カンギレムとフーコー——医学史をめぐる哲学の対話

一九七八年と八五年の二度、哲学者ミシェル・フーコー（一九二六—一九八四）はジョルジュ・カンギレム論[1]を発表した。そこでは、エピステモロジーという方法をめぐって、二つの指摘がなされる。一つめは、そもそもエピステモロジーなる身振りの出自、あるいは学問としての科学史がそれ以来ずっと「応用」し続けている「ある主題」とは、一八世紀の哲学に「ほとんどひそかに」侵入した、思考みずからの「時」と「場」へと向けられる配慮そのものなのであり、たとえばカントが「啓蒙とは何か」という問いへの返答を試みたその振る舞いそれ自体なのだ、というものである[2]。そして、そこでフーコーが強調したもう一つの事柄とは、そのようなエピステモロジーを伴う科学史の営みの歴史のある時点において、二〇世紀の最も重要な科学史家のひとりであるジョルジュ・カンギレム（一九〇四—一九九五）が、それまでの科学史が対象としてきた「高貴」な学問ではな

いもの、つまり「生物学と医学」を、一貫して論じることを選択したという事実である[3]。「こうして彼は科学史を頂点（数学、天文学、ガリレオ力学、ニュートン物理学）から、平凡な領域へ引きおろす。そこでは、認識ははるかにより演繹性が弱く、外的なプロセス（経済的動因、制度的支え）への依存度も高く、想像力の威光にもかなり長い間束縛され続けていたのである」[4]。そのような「手を汚す」仕事を、カンギレムがなぜ選んだのか。右のフーコーの二つの指摘を合わせて考えるならば、つまり二〇世紀のエピステモローグ‐科学史家であるカンギレムが自分自身の「時」と「場」とを問うためには、その哲学的批判の対象とすべきものが、何よりも生物学と医学、すなわち「生命の科学」であると判断されたのだという答えも、おのずと導かれうるのではないか。

　カンギレムは医学を、哲学にとって「未知な題材」であるがゆえに学んだ。彼はそれを、「人間の具体的な問題への導入」を求めてのことと表現している[5]。そして一九四三年の『正常と病理』から始めて、彼は医学的行為の根幹に存する一つの装置である「正常」と「病理」の対概念を執拗に解剖した。彼によって確認されたのは、この対概念における、特にその前者の後者に基盤を置いた、決定的に再帰習慣的な成立構造である。なお、この再帰性については、それが実は『人間学』を書いた一七九八年頃のカントによって、「安楽」と「病気」の観念の間にすでに格別の驚きもなく認められていたとして、カンギレムは後に自身の考察の「独創性」を否認することにもなる[6]。

「正常＝規範 norme」と医学という「科学」の接合を、重要な問題として注視すべきである。このように判断したカンギレムの研究の中心には、「科学の発展によって生じた問題の理論的重要性が、かならずしもそれが到達する形式化の度合に正比例するとは限らない」ことへの深い理解があったとフーコーは説明する。[7]そしてそのような認識がカンギレムをして、哲学から最も遠く離れて歩みを続けている生物学・医学をこそ、みずからの哲学の主題としなければならないと判断させたのだとフーコーは言っている。ところでこの説明は、フーコーがこのカンギレム論を書く前年に、カンギレムによって呈されていたフーコーの『知の考古学』に対する疑義、つまり、クロード・ベルナールとルイ・パストゥールの「臨床医学の科学性」に対する関係性について表明されていた異論とともに、吟味されるべきものであるかもしれない。フーコーはそこで、ある「形式化の度合いとずれて生じた、理論的重要性を孕む科学史上の問題」の見落としを、カンギレムに指摘されてい

（1）Foucault, M., « Introduction par Michel Foucault », *Dits et écrits II, 1976-1988*, Paris, Gallimard, Quarto, 2001, pp. 429-442（「フーコーによる序文」廣瀬浩司訳、『ミシェル・フーコー思考集成7』筑摩書房、一九九九年、三一一九頁）および « La vie : l'expérience et la science », Ibid., pp. 1582-95（「生命――経験と科学」廣瀬浩司訳、『思考集成10』二八九―三〇五頁）。八五年版については、新稿の書き下ろしを断念したフーコーによって、八四年の死の二ヶ月前、七八年版に手を加えた原稿の出版認可が与えられていた。

（2）Foucault, « Introduction par Michel Foucault », p. 431. 邦訳五―六頁。

（3）Ibid., p. 434. 邦訳九頁。

（4）Ibid. 邦訳同箇所。八五年のカンギレム論では「[…] 束縛され続け、およそ哲学の習慣にはないような一連の問題を立て続けていたのである」と加筆されている。

（5）Canguilhem, G., *Le normal et le pathologique*, 6e ed., Paris, P.U.F., Quadrige, 1996［1966］, p.7.（カンギレム『正常と病理』〈新装版〉滝沢武久訳、法政大学出版局、二〇一七年、九頁）

（6）Ibid., p. 171. 邦訳二一五頁。

（7）Foucault, « Introduction par Michel Foucault », p. 431. 邦訳前掲箇所。

たとも考えられるからだ。

論文集『生命科学の歴史におけるイデオロギーと合理性』の前書きにおいて、カンギレムは次のように述べた。

私は、私がその歴史を素描している諸学問分野によって飛び越えられたさまざまに異なった閾を、ミシェル・フーコーなら望むように、私が発表した研究においてはっきり区別してきたかどうか確かではない。いずれにせよ、それらの学問分野のどれも、何人かの遺伝学者の抱負を別にすれば、形式化の閾を越えるまでには到っていないように思われる。しかし私は、フーコーとは違って〔…〕、ベルナールの実験医学とパストゥールの微生物学は、臨床医学の科学性へのその寄与が不十分である点において、同等ではないと思う。私としては、転換のもろもろの閾をはっきり区別しなかったという非難にたいしては、まったく快く同意する。しかし一九世紀における医学も生物学も、たとえば同じ時代の化学がそうであるほどには、その「進歩」の諸条件についての認識論的な解剖に向いていない。[8]

文中に明記されている通り、カンギレムはここで、『知の考古学』でのフーコーの記述、「反対に、クロード・ベルナールの実験医学、次いでパストゥールの微生物学は、病理解剖学や病理学的生理学によって要請された科学性のタイプに変容をもたらしたが、しかし、当時打ち立てられていたようなものとしての臨床医学の言説形成が失効することはなかった」[9]に反応している。この箇所において、フーコーは彼の言う「言説形成体」が、なんらかの統一された条件を順に充たす手続きによって成立・発展するようなものでは決してないということを説明しようとしていた。ただし、言説形成体の複雑な生成過程（『知の考古学』の土壌たる「堆積層」）のうちにも注視すべき指標、四種の「閾」が設定されうるのであり、この閾をめぐって出現する地層の色取りと構成の細密画を描きとる作業こそを、フーコーは「考古学」と呼んだ。後にジル・ドゥルーズがそれを「動く斜線」と呼ぶ通り[10]、この考古学は、歴史記述を条件付けてきた既存の指標が提供する、あらゆる既成の水平性や垂直性——つまり時代区分や明示的な類縁関係——からも自由であることを志向するものである。

実定性、認識論化、科学性、形式化の四種の閾をめぐって、ベルナールやパストゥールの個人的業績、臨床という体制、医学という専門的方法、医学的知見の集積が「臨床医学」と認知されるべき断面を描き出すとき、しかしそれらはなんらの一元的な整合性を示すものではない。一方で、生物を語る言説形成体においては、キュビエの比較解剖学によって生じる有機体上の実定性の重大な移行は、博物学の科学性から別の科学性への移行と一致して「生物学」の断面を発生させることに

（8） Canguilhem, *Idéologie et rationalité dans l'histoire des science de la vie*, 2e ed., Paris, J. Vrin, 2000［1988:1977］, p. 10.（カンギレム『生命科学の歴史——イデオロギーと合理性』杉山吉弘訳、法政大学出版局、二〇〇六年、三頁）

（9） Foucault, *L'archéologie du savoir*, Paris, Gallimard, 1969, p. 245.（フーコー『知の考古学』慎改康之訳、河出文庫、二〇一二年、三五三頁）

（10） Deleuze, G., *Foucault*, Paris, Minuit, 1986, p. 30.（ドゥルーズ『フーコー』宇野邦一訳、河出文庫、二〇〇七年、四七—四八頁）

なった。ただし、このとき「生物学」の科学性を産出した新たな実定性は、後に出現する進化論が認識論化の閾を踏み越えるときにも、そのせいで破棄されるようなことにはならない。このようなフーコーの記述が、知の一筋の漸進としての科学史的叙述を拒んだものであることは繰り返すまでもない。

したがってフーコーがベルナールとパストゥールの名前を通りすがりに挙げて描出したのは「医学史」ではない。もしカンギレムの異議が、彼によれば二〇世紀間近になってようやく科学的な実効性を得ることとなる医療臨床における実践に対して、一九世紀後半を舞台にベルナールの実験医学とパストゥールの病原微生物理論が果たした、各々の貢献の多寡を同等に扱っては厳密さを欠くということだけであるなら、他の多くの批判と同様、それは正しいが、フーコーの議論とはすれ違ったままに終わるだろう。確かに、科学における合理性とイデオロギーをめぐるみずからの考察がアルチュセールやフーコーと比べれば鈍重なものとなるのが、「慎重さ、怠惰さ、あるいは無能力のいずれに関わるものなのかについては、読者に判断を委ねる」[11]と言うカンギレムによって、フーコーに対する「厳密さ」に根ざした異議がまったく意図されていないとも思われない。しかし同時に彼は、『狂気の歴史』を読むことは「私の限界を突きつけつつ私を夢中にさせるものだった」[12]と述べている人物であり、「経験、意味、主体の哲学」に対置すべき仕事をした者とフーコーの呼ぶ、つまりフーコー自身が強く親和性を認めた「知、合理性、概念の哲学」の系譜の代表者にほかならない[13]。そのカンギレムが、ただ医学史を軽視しているという理由において、フーコーを非難することはありえない。

「その代わりに、私は私しか自分に対して提起しない問いに、答えることができるようでありたいのだ」[14]。この表明こそは、冒頭で確認した通りにフーコーがカンギレムにその典型を発見すべき、つまり啓蒙主義者の後継者たるエピステモローグの欲望であることは明らかである。では、カンギレムが提起していた問いとはいったい何か。カンギレムとフーコーとは、「その歴史を書くのにはある種の作法を要求する」[15]なにものかを眼差している点では、同じ要請に駆られていた。フーコーによれば、カンギレムはそこで人間という生命の歴史に対して「誤り」の視角を当てることを選んだ。「ニーチェから近いと同時に遠いカンギレムは次のように言うだろう。真理とは、生命の長い年代記において、最も新しい誤りである」[16]。

フーコーが『言葉と物』の出版後の一九六〇年代末から七〇年代に「歴史を拒否した」と非難されたのと同じ意味で「真理を拒否した」と言われても、カンギレムは首肯しただろう。共通して問われるものとは、むしろそこに顕然していない一つの形容詞の持つ権力、「人間のhumaire」という問いであるからだ。「「人間」が哲学の主体にして主題であることの権利に関する同盟が立ちあが

(11) Canguilhem, *Idéologie et rationalité*, p. 10. 邦訳三頁。
(12) Canguilhem, « *Sur l'Histoire de la folie* en tant qu'événement », *Le Débat*, no. 41, 1986, p. 38.
(13) Foucault, « Introduction par Michel Foucault », p. 430. 邦訳四頁。
(14) Canguilhem, *Idéologie et rationalité*, p. 10. 邦訳三頁。
(15) Foucault, « Introduction par Michel Foucault », p. 439. 邦訳一五頁。
(16) Ibid., p. 441. 邦訳一八頁。

るのを見ようというのか？　あらゆる党派のヒューマニストよ団結せよ、のスローガンのもとに？」[17]。カンギレムは、「サルトル一派」を相手に回しての、この怒りにも近いほどのフーコーへの擁護は、スピノザ主義者にして対独レジスタントであったカヴァイエスの銃殺死という、彼にとって決定的であり続けた一つの経験に基盤を持つものだとさえ宣言した[18]。

フーコーはこれに次のように応じている。「「深化と抹消によるたえざる内容の更新」があるとカヴァイエスは言っていた。暗闇からすこしずつ真理が現れてきて、そのひそかな力によって誤りが排除されるのではない。誤りが排除されるのは「真を語る」あらたな方法の形成によるのであり、これこそがたとえば一八世紀初頭に科学史が形成されるための可能性の条件であった」[19]。そして「カンギレムにとって誤りとは、生命と人間の歴史が巻き付いている恒常的な偶然のことである」[20]。『言葉の物』という大著をもってカントのもたらした「人間学の眠り」を批判したと理解されているフーコーは、後年、人間主義と啓蒙を混同してはならない、と強調した[21]。啓蒙が精錬した批判の身振りは、「人間」が巻きついて眠る「誤り」を揺り動かすことにこそ力を持ち、そこにその哲学的正当性を賭けるものである。

そのような身振りの実践者としてのカンギレムが、ベルナールとパストゥールを区別せよ、と告げたのだとするならば、それはいったい何のためだと理解できるのだろうか。

2 「一九世紀におけるすべての医学理論の死」

カンギレムによって区別された、ベルナールとパストゥールの医学史的な布置とは次のようなものである。

しかしながら、クロード・ベルナールの生理学的医学は、哲学的要素に夢中になった創始者自身によるその探究の認識論化が、その実定性よりも「突き出て」いたり「強力」であったりするような事例というものを考えさせるとは言えないだろうか？　反対に、医学者ではなく化学者であったパストゥールは、認識論化の一貫性にとらわれ過ぎることはなく、何よりも自分の探究の実定性に固執した。(22)

ここで、看過されてはならない差異として呈示されているものとは何か。別の箇所で、カンギレ

(17) Canguilhem, « Mort de l' homme ou épuisement du cogito? », *Critique*, tome 24 (no. 242), 1967, p. 600.
(18) Ibid., pp. 616-617.
(19) Foucault, « Introduction par Michel Foucault », p. 435. 邦訳一〇頁。
(20) Ibid., p. 441. 邦訳一八頁。
(21) Foucault, « Qu' est-ce que les Lumières? », *Dits et écrits II*, pp. 1391-1392.（フーコー「啓蒙とは何か」『思考集成10』一七一一九頁）
(22) Canguilhem, Idéologie et rationalité, loc. cit. 邦訳前掲箇所。

ムによってこの両者に与えられている違いとは、次のようなものである。それは「ある成功した実践」と「その実践を正当化しうる決定要素を理解することができないがゆえに敵対する諸理論」であり、先に述べた論考「一九世紀における「医学理論」の終焉への細菌学の効果」において、カンギレムはこの両者を「共時的な関係に据えてみる」という、彼が「科学史においてこれ以上有益なものはない」と見なす手続きに付している。[23] パストゥールとは「成功した実践」であり、ベルナールは、両義的ながらも、最終的には「理解できずに敵対した者」となる。

しかしこのカンギレムの論考を読むと、実は、果たしてその歴史が書かれうる「医学」などというものが存在するのかとまず問うことになる。論考の前半では、一八世紀から一九世紀への転換期にかけてビシャによって切り開かれた、組織が織りあげる有機体の「本質主義的あるいは多元的ないかなる疾病分類学にたいしても反対する一元論的な疾病分類学の支えとなる」決定的な「原理」[24] の登場の後、一九世紀パリ学派の展開を背景に、ブルセ、マジャンディ、そしてようやく来る「実験医学の父」ベルナールがそれぞれの「生理学的医学」を築いてゆく様が辿られる。しかし彼らは一様に、明らかに何かを実現し損ね続けた者として描かれることになるのである。それはもちろん「臨床医学」がフーコーの描いた通り「制度的であると同時に文化的な事実」[25] として出現した後の空間であるが、しかしカンギレムがこの半世紀に追跡する偉大なる医学者たちの知と実践、つまり生理学と治療学は、結局明らかに互いにずれ続け、ついに実効性を伴う「医療」の約束を実現できなかった。概念と論理は実践のための方法を欠き続けるのである。そして最後に登場したルイ・パストゥールは、「医学者ではなく化学者だった」のだと、カンギレムは強調する。

「一八七八年」という時点を用いて、カンギレムはそこに記述される医学史を切り分けている。その年の二月にベルナールは六五歳で世を去り、二ヵ月後の四月にパストゥールが科学アカデミーと医学アカデミーで医学史上重要な意味を持つ研究報告を読みあげている。この「胚種理論とその医学・外科学における応用」というパストゥールの報告は、カンギレムによれば未来において守られることになる、何万という生命に対する医療上の約束を担う理論を紹介するものであったが、同時に「まさしく一九世紀のあらゆる医学理論の死亡宣告」(26)を運ぶものでもあった。そしてこの一時点を挟んで、カンギレムの論考の描く光景は一変する。「生命力」と「自然」、変質する身体組織とその結果としての病理学的障害、あるいはその原因としての神経系における反応・作用、「内部環境」と「調整」の論理の代わりに、そこに登場することになるのは「細胞」や「細菌」、または「アニリン色素」、「赤色プロントジル」である。

この論考の冒頭に挙げられているエピソードとしての「ワクチン」も、ここでカンギレムが題材としている一九世紀の医学の「死」と「新生」の特性を我々によく伝えるだろう。一七九七年に「牛痘の原因および作用に関する研究」を発表していたジェンナー以後、西欧にも経験的に定着しつつあった種痘という実践について、これを説明できる医学体系というものは同時代的に存在しな

(23) Ibid., p. 55. 邦訳六一頁。
(24) Ibid., p. 59. 邦訳六七頁。
(25) Ibid., p. 58. 邦訳六五頁。
(26) Ibid., p. 67. 邦訳七七頁。

かった。しかし一世紀近く経ってこの状況は終わる。一八七〇年代後半以降の微生物学の興隆がこの種痘メカニズムの解明と説明の任を引き受けるようになり、そしてそこに開かれた生物学と化学の端的な結合の可能性こそは、この世紀末における治療法・実効性上の画期と近代医学の幕開けの真の内容となるものである。

ベルナールの位置づけはこの「医学理論」の死への道行においてきわめて両義的な姿を現す。「もう終わった、閉じられ、体系化され、あらゆる事柄を一つの観念（idée）に帰着させるような生理学」[27]ブルセの批判者たるベルナールについて、カンギレムは次のように述べている。

> 啓蒙の哲学と軌を一にしながらベルナールがここで「ある体系」と呼んでいるものは、おそらくむしろ、ある医学的イデオロギーと名づけられるべきものであろう。科学的イデオロギー──多くの者にはまだ議論の余地がある命名法だが──によって、ある種の言説、まだ建設途中の科学と並行しつつ、しかし実践的な類いの必要性に影響されて、その探究の完成へと急いで先回りしてしまうような言説というものを理解することができる。このような意味で、言説構成（une construction discursive）は、それをイデオロギーと見なすこととなる科学に対したとき、傲慢であり、同時にずれているのである。傲慢とは、それが初めから結論に辿り着いていると考えているからである。ずれているとは、イデオロギーのした約束が科学によって果たされるとき、それは別の形で、別のところで（*autrement et sur un autre terrain*）、果たされるからである。[28]

フーコーの『臨床医学の誕生』の最後で詳細に検討されるブルセの医学史的功罪への態度としてはまったく容易に理解されうるように、ブルセの正負の遺産、あるいはもっと直接に師マジャンディの実験的医学の正負の遺産と正確に距離を取ることが必要であったベルナールが、既存の「誤ってしまった」諸「医学理論」とみずからとを区別しようと腐心するのは当然のことであろう。ところでそのとき、ベルナールは先人の誤りを正し、ついに医学を完成させる手段をみずからは発見していると考えている。その基盤がマジャンディから受け継いだものであることを彼は否定しないが、しかしこれを精錬し真のものにするのは、彼だけの仕事である。ベルナールにおける、方法を完成させることの意義とそれによって実現されるものについての確信を理解するには、オーギュスト・コントという名前を想起することが効果的であると、カンギレムは繰り返し指摘している。[29]一九世紀という場が、彼ら双方にそれぞれの形で映し出されているのと言うである。「要するにク

(27) Ibid., p. 61. 邦訳六九頁。
(28) Ibid., p. 62. 邦訳六九—七〇頁。
(29) 「クロード・ベルナールは、正常なものと病理的なものとの関係の問題をとり扱うさい、一見コントと同じような解決をしているが、決してコントを参照していないことは確かである。にもかかわらず、彼がコントの見解を無視することができなかったことも同じくらい確かである」(Canguilhem, *Le normal et le pathologique* p. 32. 邦訳四二頁)という記述に象徴されるように、カンギレムはコントとベルナールの異同をきわめて注意深く検証すべきものと何度も主張している。たとえば Canguilhem, *Études d'histoire et de philosophie des sciences concernant les vivants et la vie*, 7e ed., Paris, J. Vrin, 2002［1968］, p. 73.(カンギレム『科学史・科学哲学研究』金森修訳、法政大学出版局、一九九一年、八一頁)

ロード・ベルナールは、進行中の動きを証明する全くの革新者としての権威をもって、一つの時代の根本的な要請というものを、医学の領域において表現したのだ。その時代とは科学にもとづいた技術を信仰し、そしてロマンティックな嘆きにもかかわらず、あるいはそれ故にこそ、生命というものに多くを見出した時代であった」[30]。

ベルナールは、理論的仮説を実験という可視性を伴う行為によって語らせるという、現代的な科学的方法を医学に導入する決定的な人物となった。彼によって、医学的事実確認の手続きにおける科学性の条件は、その変革を宣言される。「[…]科学者が自分の周囲に起こる自然現象を考察し、物それ自身はもとより、その相互関係、さらに複雑な因果関係においてまでこれを知ろうと思うときは、必ず実験を援用して、これについて自らいだいている仮定や推理の成否をためしてみなければならない」[31]。医学の名においてなされるべき作業の実際が、ここで定義し直される。

一方ベルナールにおいて「医学理論」は、医学史上初めてただ一つの現前を持つものとなったのだとさえ言えるかもしれない。すなわち、「医学理論」は複数の並存と衝突が可能な「諸体系」から、根本的に独立した一つのあるべき姿を持つ実体となる。このとき、行為者としての「医学者たち」が、知的総体としての「医学理論」と結ぶべき関係もまた大きく変質するはずだが、カンギレムによれば、ベルナールはそのことをよく理解していた。「それらの新しい着想やその新しい観点を、私は自分の想像力の中で作り上げたのではなく、またすべてを零から組み上げたのでもない。それらは科学の進展の端的な結果として私の前に自然に姿を現わしたのだ。私が証明したいと思っているのは、そのことである。またそだからこそ、私の着想はそれらが純粋に個人的な見方であった場合よりもより堅固なのである」(32)と、ベルナールはわざわざ断らなければならなかった。医学者の使命とは、理論を構想することではなく、医学という科学の「漸進的な」(33)展開を正しく実現することである。(34)正しくない展開は医学の本来的な未来につながらない。そして、この正しさは精密な方法によって確認されなければいけない。「科学の進展」と向き合う「私」に、個人を超えた資格を与えようとするベルナールは、専門家集団としての「科学者 scientist」が初めて誕生した世紀を体現する者でもあった。彼は確かに新しい医学の時代を告げる声となる。

---

(30) Canguilhem, *Le normal et le pathologique*, p. 48. 邦訳六五頁。

(31) Bernard, Cl., *Introduction à l'étude de la médecine expérimentale*, chronologie et préface par F. Dagognet, Paris, Flammarion, Champs classiques, 1984, p. 78.（ベルナール『実験医学序説』三浦岱栄訳、岩波文庫、一九七〇年［一九三八年］、五九頁）

(32) Canguilhem, *Études d'histoire et de philosophie des sciences concernant les vivants et la vie*, pp. 140-1. 一六四頁に引用。Bernard, *Principes de médecine expérimentale*, 2e ed., Paris, P. U. F., Quadrige, 2008［1947］, p. 273.

(33) Canguilhem, *Études d'histoire et de philosophie des sciences concernant les vivants et la vie*, p. 128. 邦訳一四七頁。

(34)「すべきことはただ一つ、すなわち科学の発展（l' évolution）に付きしたがうということである。あらゆる科学は、そして他のものと同じく医学も、その必然的な展開（développement）というものを有しており、これを変える余地は人間に与えられていない」（Bernard, *Principes de médecine expérimentale*, p. 298)。この点に関連して金森修による次の記述は重要である。「またコントが三状態の発展段階を考えていたとき、それが、時間的に徐々に実現されていくものだという意味をもっていたのと同じくらいに、論理的に最初から内包された複数のものが、そのまま非歴史的に展開（développement）していくという意味合いももっていた、と私は理解している。コントにとって、展開は時間的でもあり、空間的でもあった」（金森修『科学的思考の考古学』人文書院、二〇〇四年、二四七—二四八頁）。

だが、医学史においては、このベルナールの新しい医学の到来を告げる宣言に、さらにパストゥールが登場すべき次の場面が続くことになる。そしてこの二つの契機は、たとえばフーコーが独自の意味を込めて「臨床医学」と呼ぶものに対してであっても、決して違いがないものであるかのように扱われてはならないのだと、カンギレムは主張したのである。

医学という世界への入会儀式のために多くの助けを与えてくれた恩人にして大医学者ベルナールの手のひらを、「医学者ではなく化学者であった」パストゥールが手酷く叩いてみせた悪名高い事件のことを、私たちは容易に確認することができる。一八七八年、ベルナールの死の五ヶ月後、発酵は純粋に化学的現象であると主張し、パストゥールの発酵＝生命的過程説に強く反対していた大化学者マルセラン・ベルトロの後押しで、ベルナールの未発表メモが『ルヴュ・スィオンティフィック』誌に発表された。それはアルコール発酵というパストゥールの重要な業績にかかわるものであり、そこにおいてベルナールは発酵の原因が液体にとって外来の独立した生命体（酵母菌）であることを否定して、むしろ腐敗が進行するブドウ液内に自然発生する非生命的物質である可溶性発酵素の存在を主張していた。ベルナールはメモに、パストゥールの「説は覆された」と書きつけていた。[35] これを知ったパストゥールは激昂し、その翌年に反論のための小冊子まで刊行して徹底的にこの異論に応戦する。ベルナールが一連のメモに記していたブドウ汁の腐敗をめぐる「思索」は、パストゥールの検証実験の呈示によって完膚なく否定される。反証の最後、パストゥールは「ベルナールの草稿に残るのは、確認された事実をはかない体系からの推論で置き換えようとする不毛な試みだけである」[36] とさえ断じた。

一方には、ブルセの「観念」をあれほど批判したベルナールがどうしても逃れることができなかった「内部環境」と「調節」という「観念」の限界が示されており、もう一方ではパストゥールという新興の化学者の人格的な偏りを語るものとされるこのエピソードの基本的性格を超えて、しかしここではさらに何点かの相違点を我々はこの両者の間に確認しておくべきであろう。パリ大医学部を出てコレージュ・ド・フランス教授のマジャンディの弟子となり、生きた動物の身体を使用した画期的な実験によって膵臓と肝臓の働きを解明することに成功した大生理学者ベルナールは、生体の内部が物理・化学的過程によって構成されていることを誰より理解した。しかしこの完成された生体の内部機構による説明に、病理学上不可欠な要請としては、皮膚の外部に棲息する別の生物の生態学との接触という、まったく別の次元が追加されなければならなかったことの本質的な意味を、彼はどうしても理解できなかった[37]。それゆえベルナールは生体の物理・化学的側面をあれだけ見事に描出したように思われるのに、結局は彼の生理学では、カンギレムが後に化学者たちこそによって——すなわち「別の場所において」——実現されたと述べた、医学的臨床における実効的

(35) «La Fermentation alcoolique : Dernière expériences de Claude Bernard», *Reuvue Scientifique*, 2e série-8e année (no.3), 20 Juillet 1878, p. 56. ; Pasteur, L., «Examen critique d'un écrit posthume de Claude Bernard sur la fermantation», *Œuvres de Pasteur*, tome 2, réunies par P. Vallery-Radot, Paris, Masson et Cie, 1922, p. 520, p. 535.(『科学の名著10 パストゥール』長野敬編訳、朝日出版社、一九八一年、二〇〇頁、二一六頁)
(36) Ibid. 邦訳同箇所。
(37) 金森『科学的思考の考古学』、二二一頁(および三四一頁、註二五)。

治療法への道を、決して拓くことができなかったのである。それは、彼が実験によって確認すべきものとしてあらかじめあれほどに知力を尽くして立てた仮説、神経系によって制御された反応と分泌と安定の生体システムという像が、あまりにも見事だったことの帰結でもある[38]。

この隙のない生体のシステムという、ベルナールの一切の科学的営為の基盤と比べて、パストゥールの切り込んできた道筋は思いもかけない脇道であり、しかも局所的である。パリ高等師範学校で学び物理学者・化学者として出発したパストゥールの最初の顕著な業績は、酒石酸の結晶学的研究の結果、有機化合物特有の光学活性を説明する「非対称性」の原理を発見したことであった。彼は酒石酸水溶液が示す旋光性《せんこうせい》と、酒石酸からの派生物であるブドウ酸水溶液における旋光性の不在の意味を、結晶における左右二種類の対掌体の存在によって見事に解き明かすところとなったのである。もっとも、人並みはずれた注意力と器用さで結晶の対掌的な形態に気づいたパストゥールにも、この結晶のさらに内部の分子の構造における非対称性についてまでは、この時点では推論として主張することとしかできなかった(それは後に生まれる立体化学によって確かめられることになる)。だがもう一つの重要な出来事として、彼はこのとき、この非対称性と特異に結びつく微生物の生態(対掌体のうち、一方の旋光性を示すものだけを特異的に分解するカビの存在)とも出会うこととなるのである。

パストゥールはここで、分子構造の非対称性という一点に、生物と無生物を邂逅させ、かつそこにまったく独自の転回を持ち込むための地平を見い出すこととなったのだとカンギレムは(フランソワ・ダゴニェの研究[39]に依拠しつつ)指摘している[40]。非対称性を通じてパストゥールは、比較可能な一点を持つ、しかし決定的に異なる存在としての生物と無機物とを、同時にその視界に取り込むことになった。この比較（という思考における「異物」同士の質的接合）の結果、生体に関する科学にこれまではありえなかった要素の、直接参入が開始される。やがて微生物と合成色素が揃って、ここに開かれた導入口を通って人体を出入りすることになるだろう。カンギレムの切り分けた一九世紀の医学史の後半部はこうして、パストゥールの同時代人ローベルト・コッホをはじめとして、ルー、ベーリング、エールリヒ、それからドーマクといった、そのほとんどが次世紀に入って設立されたばかりのノーベル賞を次々に受賞することになる人物たちの登場する、化学療法の歴史を記述することとなる。そしてパストゥールから生まれ出たかのようなこれらの二〇世紀とは、繰り返すなら、ベルナールは決定的に異なる水脈でしかありえないのである。

（38）ベルナールの方法を生涯導いた「成功体験」とそこから得られた概念の決定的影響については、前掲 Canguilhem, *Études d'histoire et de philosophie des sciences concernant les vivants et la vie* の « Théorie et technique de l'expérimentation chez Claude Bernard » の節（pp. 143-55、邦訳一六六―一八一頁）の分析を参照。
（39）Dagognet, F., *Méthodes et doctorine dans l'oeuvre de Pasteur*, Paris, P.U.F., Galien, 1967.
（40）Canguilhem, *Idéologie et rationalité*, pp. 73-4. 邦訳八三―八五頁。

3　パストゥールという思考装置

ベルナールの研究においては認識論化が実定性から「突き出て」おり、一方でパストゥールにおいては、実定性は重要視されたが認識論化の一貫性にはさほど力が注がれない。そのようにカンギレムが述べた意味とは何であったか。

病原菌理論、微生物学が一九世紀末に確立することとは、まさに「病原菌」なるものの実定性が実現されるということであった。観念としてはルクレティウスの「病気と死をもたらす原子」にまで、存在としてはレーウェンフックの「アニマルキュール」にまで、いくらでも先駆形態を辿ることのできる二つの素材が、一つの生物学＝病原微生物学として結びつき、特定の方法をともなってその科学性までを実現させたときに、近代医学は決定的な転回を経験することとなった。

では、この決定的な転回とは何か。結果だけを見るならば、ここからはいよいよ真の意味で、生体は物理化学の領野になる。ここに起こった変化とは、たとえばこの転回の五〇年後に、日本人の微生物学者川喜田愛郎によって「それは感染と言はれる現象をそのプロテアンな出来上りの姿に於て眺めることをやめ、溯つてその成立ちから見直さうといふ態度」を可能にしたと評されるような出来事であった。[41] その時点まではまさに現象そのものであったもの、人間の経験していた「病気」という水準は、ここからはある別種の生物学における物理・化学的関係の、「プロテアン／変幻自在」な述語としての身分を与えられることとなった。技術的な操作はむしろ「述語」に先立つ「成立ち」の関係的過程に介入するようになり、その結果＝表現こそが、医学に長く要求されていた治療的・予防的効果という約束を果たすこととなるだろう。

しかし言うまでもなく、ベルナールこそ既存の生理学を批判し、生気「論」の介在を拒否して物理化学的過程の連なりとしての生体を把握し、これを仮説と実験の組み合わせによって認証していく手続きを提唱して「科学的」な近代生理学を打ち立てた医学史上の「巨人」であったはずである。ならばやはりベルナールからこそ医学の近現代が開かれたのであり、パストゥールもその新しい歴史の大きな一挿話であると言って、なぜいけないのか。

そのように問い直したとき、パストゥールにはむしろ、逆説的な欠如、あるいは逆説的な空白が見い出されることになるように思われるのである。

先に見たフーコーの考古学の四つの閾を指標に転用して、パストゥールという人間の図式化を試みるなら、次のようになろう。パストゥールにおいては、実定性の閾を越えることは確かにその業績のほとんどすべてを意味した。彼はその結果として、科学性の閾を越えることとなった。彼はおそらく形式化の閾についてはは越えるまでにはいたらず、それはむしろ別の人物によって実現されることとなった。そして、カンギレムの言う通りに、彼において認識論化の閾はそれほど苦労して越えられたとは言いがたい。

これらの指標の布置は、先に述べた考古学的「地層」のなかに展開された、パストゥールという一個の人間の、歴史性たる限界を図示するものである。これはフーコーの「歴史学」が提案したも

(41) 川喜田愛郎「『Koch の條件』について——病原體論序説」『日新醫學』三三、一九四四年、四五頁。

う一つの概念である「ダイアグラム」により近づくものと言えよう。つまり、ここでこのような配置を持つパストゥール的「ダイアグラム」をとらえることができるとすると、この「ダイアグラム」にとって彼の科学的営為とは、まさにその運動そのものとして観察しうるものとなる[42]。ある限られた配置とその運動の、一つの総体としてのパストゥールの科学とは、ではどのようなものであったと論じられるだろうか。

パストゥールが「自分の探究の実定性に固執する」とは、彼の探究の「対象」が「実定性の閾」を越えるということと、まったく同義であった。先に言及された一八七八年のアカデミー報告「胚種理論とその医学・外科学における応用」は、その「閾」の徴としての役割を果たしている。まず具体的に、パストゥールはこのとき、彼が長年改良を重ねてきた自作の武器を携えて、ついに彼が異邦人でしかありえない領野であるフランス医学界（彼はこの五年前に一票差でようやく医学アカデミー会員に選出されていた）へと、その足を大きく踏み込むことになった。彼は医師や外科医に対して「仕事の前に十分に注意深く手を洗うように」といったことを推奨するこの報告に、まるで通行手形をかざすかのように、ともに消毒の必要性を主張してきた外科医であるジョゼフ・リスターやシャルル・エマニュエル・セディヨーの名前と、彼らの自分に対する評価の言とを織り交ぜている。「専門家としての能力はまったく持ち合わせないものの、お認めいただいた実験家としての確信を持ちまして、私はここであえて我々の卓越した同僚の言葉を繰り返させていただきたく存じます」[43]。病原生物説への根強い反発を抱き続ける医師たちの世界へ、彼はこれ以降二度と引きさがることのない一歩を踏み入れた。

一方で、この「卓越した同僚」セディヨーは、パストゥールの報告の数週前に、一つの名づけを行なった人物であるが、彼によって鋳造された名前‐語であるmicrobe（「極小の‐生き物」）こそは、まさしくパストゥールの「対象」が実定性に到達したことの痕跡にほかならない(44)。セディヨーがパストゥールの業績を称えて作ったこのmicrobeという語を、後にパストゥールは「特にドイツ人に使われてきた」つまり彼の最大の競争相手コッホの影がつきまとうbacterieの語を廃棄するために活用しようと考えるが(45)、あえて試みるなら「微生物」「細菌」と訳し分けうるだろうこのどちらの語も、このとき与えられた意味を今日まで担い続けている。すなわち、その意味とは繰り返せば「病原菌」というそれであり、しかもこれらの語が担う「病原菌」の存在のしかたは、たとえば今日ではパストゥールやコッホの先駆者として位置づけられるヤーコプ・ヘンレが一八四〇年に論じた「生きた伝染源contagium animatum」などといったもののそれ(46)とは、根本的に異なるものであった。パストゥールの報告の二年前の一八七六年にコッホの論文「炭疽の原因」が発表されて以

(42) Deleuze, *Foucault*, pp. 31-51. 邦訳四一—七三頁。
(43) Pasteur, « La théorie des germes et ses applications à la medecine et à la chirurgie », *Œuvres de Pasteur*, tome 6-I, 1933, p. 130.
(44) Sédillot, C., « De l' influence des découvertes de M. Pasteur sur les progrés de la Chirurgie », *Comptes rendus hebdomadaires des séances de l'Academie des sciences*, 86, 1878, pp. 634-40.
(45) Pasteur, [Lettre à M. Bréal , le 21 février 1889], *Correspondance*, tome 4 (1885-1895), réunie et a notée par Vallery -Radot, Paris, Flammarion, 1951, pp. 286-7.
(46) 川喜田『近代医学の史的基盤 下』岩波書店、一九七七年、八八七—八八九頁。

来、「病原菌」は一つの「説」であることを越えていたと考えるべきであろう。少なくともここ以降では、「諸言表のただ一つの同じ形成システムが実現される契機」[47]状況が成立している。七六年のコッホの論文も、七八年のパストゥールの報告も、ともに炭疽病について、ある細菌と、その病気の病態との一義的関連性を論じ、しかもその関連の規則性の証明のために細菌を一定の操作（培養）に付すものであった。この両者の間に「病原菌」の実定性が成立していることは明らかであり、また同時に、この両者の後にはすでに科学性の閾を越えた後の「病原微生物／細菌学的研究」の道が拓かれている。つまり、一定数以上の者たちにとって、「病原菌」はもはや「そこにある」通常かつ共通の存在であり題材となったのだ。

ところで、先にも述べた通り、一九世紀末の「病原微生物／細菌学研究」の展開において、パストゥールはコッホほど十分にその確立に寄与できたわけではなかった。二〇世紀に入り数十年経ったころに、アメリカ人微生物学者ポール・ド・クライフがみずからの従事する学問の歴史を『微生物の狩人たち』と名づけて一般的な読み物として出版したが、パストゥールやコッホの直接の手を離れて、西欧とその植民地のみならず北米や極東においてまで数多の人間が「微生物」を「狩り」続けることが可能となったのには、コッホによってこの科学が「形式化の閾」を越えたことの結果を見るべきなのである。固体培地の発明や、細菌同定のための化学的染色技法の洗練、あるいはカール・ツァイス社と共同での顕微鏡写真技術の改良などといった、まさしく形式的にこの研究の「方法」を決定していった業績はパストゥールのものではない。むしろ細菌同定にかかわって残された彼の方法上の「甘さ」は、しばしば敵対者コッホの攻撃のための格好の餌食となった。

そして認識論化の問題については、なるほどパストゥールにおいて、「一貫性」とは最も見い出しがたいものであるかもしれない。パストゥールの歩んだ道筋、というそのきわめて個人的な指標に従わなければ、それは辿れないのではないかとさえ見えるだろう。一八七八年にいたるまでの二〇年間にパストゥールが挙げてきた代表的業績とは、順に追って、先に述べた酒石酸研究、乳酸発酵研究、アルコール発酵研究、自然発生説の否定、ワイン研究と低温殺菌法（所謂パストゥーリゼーション）の開発、カイコの病気の研究、そしてビールの研究といったものであり、少なくともそこにはなんらかの「医学理論」が形成されてくる様子は一見では認められないだろう。(48)

パストゥールは、理論的整合性をさほど信頼していたとは思われない。先述した「ベルノールの遺稿」に対する論駁において、彼は次のように述べている。

他人には同じことにたびたび気づいていたのに、彼［＝ベルナール］は、それがどれほど厳密であっても、何をする場合でも、ある体系というものは既得の知識の不完全なひとまとまりの総合的表現なのであって、そこからの、純粋な悟性の産物たる推論というものが、歩みのうちに密かに生じる岩礁であり、その体系を無理強いすることになるものなのだということに気づいていない。否、生命の発

(47) Foucault, *L'archéologie du savoir*, p. 243. 邦訳三五一頁。
(48) 哲学者のK・コデル・カーターはそこに独自の「医学理論」の関与を分析している。Cf. *Carter, K. Codell, The Rise of Causal Concepts of Disease: Case Histories*, Burlington VT, Ashgate, 2003.

現がすべて、ベルナールの考えた二分法と二系統の現象に含まれるわけではない。それはおそらく、彼がこれらを定式化したとき、彼が生命について知っていたことに一致していただろう。しかしそれらは彼が知らずにいたことは包含できなかったのである。[49]

「貴殿がご自分の実験に見事に与えられた刺激に富んだ表現は、それらを私のものよりも先に、ア・プ・リ・オ・リの観念に惑わされていないすべての読者の精神に深く理解させることでしょう」（ジョン・ティンダルへの手紙）[50]。パストゥールは自身の対決した自然発生説――ベルナールの遺稿はまさにこの自然発生説を肯定するものであった――の本質を「ア・プリオリ」的思考に見て、これを強く批判する。一八六一年にパリ化学会で行なった講演では「ア・プリオリな主張や意見」を無意味なものと切り捨てるとともに、「宗教、哲学、あらゆる体系」も「ここでは問題にならない」と告げたうえで、有名な白鳥の首の形をしたフラスコによる実験を披露し、熱処理後の液体試料の空気中の「胚種」との接触なくして腐敗も発酵もなしという「事実」を最終的に認めるよう学界に迫った。[51]

それと同じ音調をもってパストゥールは、ベルナールがアカデミー・フランセーズの会員として「哲学者たち」と交際しているうちに、ある悪癖を身につけてしまったと非難した。すなわちベルナールは「証明を逃れるすべてのことについて手心を加えるという態度」を持ってしまったのだ、とまで彼はそこで言っている。[52] ベルナールはまずもって生体に現れる現象は二つに分類できると考えていた。一つは「生成と合成」にかかわる現象であるが、これは生命的過程であり、もう一つは

「死と分解」にかかわる現象であるが、これは純粋に物理化学的過程である。そうして彼は、なべて生体の生とはこの組織化と解体という二つの系統の運動によって織りあげられているという「結論」を抱き、そしてこの「結論」からこそ、彼の発酵についての仮説を始めてしまっていたのだと、パストゥールは断じる。パストゥールによれば、ベルナールの結論たる体系においては、発酵とは発酵する生体それ自身の腐敗すなわち解体の系統に属するものであるので、彼はパストゥールが明らかにしたところの「生きている発酵素」という外的存在をどうしても認めることができなかった。

しかしベルナールの体系はそもそもベルナールの知っている事柄だけで作りあげられていたのだから、まったく新しい事実が誰かによって知られることとなったときには、その体系など期限切れになるのは当たり前ではないか。パストゥールはそのように驚いてみせたのだった。なぜベルナールほどの人物がそこで、みずからの古く不十分な体系のほころびを繕うことに力を注ぎ、かくも強引かつ脆弱な「思考」に引きずられた実験計画をメモに書きつけるなどということをしてしまったのだろうか？　酵母のない澄んだ液体にもアルコールが発生したと書きつけたベルナールを、パストゥールは「彼はひどい老眼だった」と切り捨てる。認識論的一貫性などここでは有害でしかない。

(49)　Pasteur, « Examen critique d'un écrit posthume de Claude Bernard sur la fermentation », p. 535. 邦訳二二六頁。
(50)　Pasteur, [Lettre à J. Tyndal, le 8 février 1876], *Correspondance*, tome 2 (1857-1877), p. 632.
(51)　Pasteur, « Sur les corpuscules organisés qui existent dans l' atmosphère. Examen de la doctrine des générations spontanées », *Œuvres de Pasteur*, tome 2, p. 295.（『科学の名著10　パストゥール』二五六頁）
(52)　Pasteur, « Examen critique d'un écrit posthume de Claude Bernard sur la fermentation », p. 539. 邦訳二三〇頁。

ベルナールの例で明らかになった通りに、人はそのために見るべきものには盲目となったことに気づかず、「自然発生する可溶性発酵素」などという存在の「幻影を見る」ことになってしまいかねないのだから。「生命」と「発酵」が同じ場所を占めてはいけないなどということは、あまりに認識論的に一貫してしまったベルナール――あるいはベルトロ、あるいはリービッヒ――にとってしか、ありえない。パストゥールは、自分はそのような体系にはとらわれていない、と胸を張る。(53)

「医学者ではなく化学者であったパストゥールは、認識論化の一貫性にとらわれ過ぎることはなく、何よりも自分の探究の実定性に固執した」。なるほど一貫性とはむしろ反対に、パストゥールは「空白」や「見えていない部分」を積極的に護ろうとするかのように振る舞うのである。彼は、「体系と夢想による観念」に支えられて「断定すること」の「大胆さ」を強く嫌っている。(54)彼もまたベルナールと同じように来るべき未来を向いて語っているが、彼が想像する「未来の科学者」は、積極的に「現在の科学者」の無知を表象する役割を果たしている。「いや、私はそれを不可能だと決めつけはしない」(55)。ベルナールの遺稿が発表された二ヵ月後の一八七八年九月、私的なメモに、自然発生説についてそう書きつけてから、しかしパストゥールは、「あなた方の現在の知性、未来の自然科学者たちの知性のありうべきものに比べればあまりに限られた知性が、それ以外には物事を理解できないというがために、あなた方は物質から生命へと移行させる。数万年後、物質へと移行せずにいるなどありえないと思われるのはむしろ生命の側からの方であると、そう人々が考えていることがないと誰が私に断言することが出来るのか？」(56)と、そのメモを続けるのである。

パストゥールは、いまだ（そして常に）あちこち破れたままの「科学」を歩み続ける、と決心していたということなのだろうか？　ある意味ではそうだったのであろう。しかしそのための担保がないわけではない。パストゥールはまた同時に、このようにもノートに書きつけるからだ。「生命、それは生成をともなう胚種であり、胚種とはすなわち生命である。（La vie c'est le germe avec son devenir, et le germe c'est la vie.）／胚種と生成、ここにこそ生命のすべてと、その神秘のすべてがある」[57]。この確信なしには、パストゥールという思考のダイアグラムは決して完成しないだろう。

4　「生成、生命のすべて」

「胚種」という訳語をあてた[58] germe は、ラテン語の germen（「芽」「芽ばえ」）、あるいはときに gignere（「生む」「生ずる」）の語幹 gen- や gerere（「運ぶ」「生み出す」）の語幹 ges- にその語源を求

（53）「私の方は、神によって、体系的であることから守られている」（Ibid., p. 535. 邦訳二一六頁）
（54）Pasteur, [Sur la matière, à l'origine] (une note manuscrite, sans date.), *Œuvres de Pasteur*, tome 7, 1939, p. 30.（『科学の名著10　パストゥール』二八六頁）
（55）Pasteur, [Sur l'origine de la vie] (une note manuscrite, datée de septembre 1878.), Ibid.（『科学の名著10　パストゥール』二八八頁）
（56）Ibid., p. 31.『科学の名著10　パストゥール』同箇所。
（57）Pasteur, [Sur la vie] (une ncte manuscrite, sans date.), op.cit., p. 29.（『科学の名著10　パストゥール』二八四頁）

められ、大きくは「ある決まった生成を持つ有機的部分」の意味を担う。la théorie des germes とはそのような性質を持つ（生きた）物体である germe の理論ということであり、これが病気に適用されればつまりは「病原菌」の理論ということになる。同様にして、遺伝現象に適用されるときはそれは「生殖細胞」であり、そして（生命的過程としての）発酵現象に適用すればそれは「酵母」のことを意味する。今日では少なくとも存在として「菌」と「生殖細胞」は異なる場所を割りあてられているが、そのための二つの道筋である微生物学と遺伝学がともに拓かれ始めたばかりのこの時期に、パストゥールにとっての研究対象とは、一貫して唯一 germe であり続けたのだった。そして彼においては、一貫性とは、認識論ではなくもっぱら対象の実定性の側の問題であったように思われる。あるいは次のように述べても変わりはない。パストゥールにとって、認識論はすべて対象の実定性によって解決された。

パストゥールのこの germe について、これこそが、彼がベルナールを誤って導いた元凶として非難したあの「先入見」の役割を、実は彼自身に対して演じていた事物なのだとする主張もまた、勿論妥当なのだろう。[59] そしてこの germe への絶対的な信託が、彼の出自に由来する強固なカトリシズムおよび現世的な保守主義的政治姿勢と、彼個人のなかで互いに強化しあっていたのだという解釈から見れば、彼がその生涯をかけて懐疑主義（と彼が呼ぶもの）と自然発生説とを熱心に攻撃し続けた理由も、確かに容易に理解できるものになるのだ。彼にとっては、「人知を超えた余白」の否定も「生きた発酵素」の否定も、同じ程度に決して許せないものであった。[60]

しかし同時に、何より彼にとっては、この両者はそもそも「否定しようもない」ものなのである。

その際には、たとえ右に触れたような彼の科学の「外在的」条件――宗教と政治姿勢――がそれ自体真実であるとしても、この科学者パストゥールの最大の「信仰」の原動力は、彼の日常生活上の信仰とはまったく異なるところから供給されていることは強調されるべきである。彼の信仰の対象にして源泉たる生きた物質は、彼の目の前に存在していた。彼はそれを殖やすことができた。彼は彼の仕事のすべてをそこから始めて、かつ最後はそこへ辿り着けばよいと考えることができた。なぜならもとよりすべてはそこから始まり、そして必ずそこに辿り着くものだからだ。パストゥールのノートには次の記述がある。「生命が胚種の内に存在し、生命とは創造の原初以来受け渡されてきたものでしかないということを明らかにすること。胚種が、それが知性の発達に関してであれ、

(58) 直訳すれば「芽」となるこの語のすべての含意を表すべく、たとえば川喜田は「種細胞」という訳語をこれにあてている（川喜田『パストゥール』岩波新書、一九六七年、九三頁）。「胚種」については『科学の名著10 パストゥール』の長野敬による解説（一四―一五頁）を参照。

(59) Geison, G. L., *The Private Science of Louis Pasteur*, Princeton University Press, New Jersey, 1995.（ギーソン『パストゥール――実験ノートと未公開の研究』長野敬・太田英彦訳、青土社、二〇〇〇年）

(60) よく知られているアカデミー・フランセーズ入会演説（一八八二年）において、パストゥールは前任者リトレへの批判的言及を通じ、コントの実証主義を「事物の後に隠された」「内なる神＝情熱」たる「無限者」を退けるものとして強く非難した。この攻撃を明確に意図して演説原稿を練りあげたことを、パストゥール自身が書簡で証言している。Cf. Pasteur, «Discours de réception à l'académie française», *Œuvres de pasteur*, tome 7, pp.326-39.（「アカデミー・フランセーズ入会演説」『科学の名著10 パストゥール』三二〇―三二六頁）および［Lettre à Mme Pasteur. le 26 septembre, 1881］, *Correspondances*, tome 3, p. 256.

またあるいは、そして全く同じく、器官の形成、発達に関してであれ、生成という特性を持つのだと明らかにすること」[61]。あるいはそれは、源泉であるとともに決定的な境界線を引くものでもある。「生命は定義しえない。最も明瞭に言いうること、それは生命とは胚種であり、その生成だということだ」[62]。彼が「実証」と呼ぶものは、そこからしか始まらない。眼前の物質たる自然がその領域を定めているのである。しかしそれはそこから大きく伸張すべき力を孕む限界である。

パストゥールのこの限界づけが、単に彼の胚種への信仰、その盲目的敬虔の産物ではないこともまた、すでに詳細に跡づけられている[63]。先述した酒石酸の研究は、おそらく化学者パストゥールに、天然の有機物とそれ以外の物質との間の「閾」を突きつけることになった。酒石酸から、その左右の対掌的な異性体の等量混合体であるブドウ酸を人工的に合成することに成功したパストゥールは、この業績に続く一時期、光学活性を司る異性体の左右の形象それ自体をみずからの手で操作することを企てた形跡がある。それはつまり天然有機物と同等の力能を持つものを創り出そうと試みることにほかならないが、今日でも生物物理化学の問題であり続けている事象に踏み込むこの化学者の挑戦は、当然のことながら無為に頓挫した。このとき彼は「ともあれ、私のしたような企てのためには、いささか気が違っている必要があります」[64]という――まるでデカルトの方法的懐疑を参照しているかのような――ところまで一度足を運んでいる。そしてそこから、「私は否定しない」、「未来の誰かがそれを知ることにならないとは断言できない」、「自分で確かめられないことについて断定すべきではない」といった結論とともに、物質としての germe だけは持ち帰られることとなったのである。

それ以来パストゥールはすべての有機体のなかに、ある余白を保存する。余白であり続けながら決して空洞ではない場所を囲い込むことによって、彼はその後に続くべき営為の起点を得ることになる。ただし同時に、germe の「生成 devenir」という第一にして唯一の性質は、その物質的な実定性において、彼の研究の「展開」をも絶対的に保証するものとなるだろう。「現在、私は腐敗と発酵のすべての現象の秘密について、最も明快にそして最も全体的に把握いたしております。私の考え（mes idées）の応用されるところは甚大であると思われます」[65]。物理化学者のパストゥールの仕事が、結果的に軽々と生体と物質を分かつ閾を越えることとなった原動力はここに存する。彼においては、確かにベルナールのように自己展開する知としての医学という実体は構想されない。パストゥールの科学は、むしろ展開する対象に付きしたがうものである。そのとき科学者とは、この上もなく無力な存在であるが、しかし絶対的な庇護者を得ることにもなるだろう。

パストゥールの科学的業績は確かに「一つの移動、［ベルナールの］イデオロギーにとって有利なある種の幽閉からの、出口」[66]ではあるが、言うまでもなく同時にそれは視点を変えればもう一つの

（61） Pasteur, ［Sur la vie］（une note manuscrite, sans date.）, *Œuvres de Pasteur*, tome7, p. 28.（『科学の名著10 パストゥール』二八二頁）。同名を付されているが、註（57）とは別のメモ。

（62） Ibid., p. 29. 邦訳二八四頁。

（63） Geison. *The Private Science of Louis Pasteur*, pp. 133-42. および川喜田『パストゥール』三二―三七頁。

（64） Pasteur, ［Lettre à son père, fin décembre 1853］, *Correspondance*, tome 1, p. 326.

（65） Pasteur, ［Lettre à Colonel Favé, le 22 mars 1863］, *Correspondance*, tome 2, p. 120.

入口でもある。そこに生まれたものとは何だったか？　それは先にも述べたとおり二〇世紀の初頭を飾り続ける、ベルナールとは断絶した一つの科学の流れであり、それはいずれ分子生物学の領野を切り開いて「生命科学」の世紀を実現させると描かれうるようなさらなる大きな展開を見せるだろう。それはパストゥールにとっても（彼の形式化上の数々の失敗が証言する通り）実はまったく把握などできていないものであった。しかしそのすべての「可能性」としてのgermeを、彼は手中にしていると確信していた。それは展開しないはずはないのだ、どのような姿にせよ。

実験者と言うのは、自然を征服してゆく人間でありますが、彼は、未だ姿を見せていないそして多くの場合自然法則の中に生成の可能態としてしか存在していないような事実と絶えず格闘しているのであります。すでに存在したものの中にではなく、可能的なるものの中における未知なるもの、それが彼の領分であり、それを探究するために、彼はあの実験という素晴らしい方法の手助けを得るのであります。実験という方法について人が真実言いうることは、それが全てを満足させるということではなく、それがめったに人を欺かないということ、欺くとすればそれを間違って使った人だけだ、ということであります。この方法はある事実を退け、他の事実を呼び出し、自然に問いかけ、自然に答えることを強い、精神が完全に納得するまでは止まるところを知らないのであります。私どもの研究の魅力、もしこういうことができますならば、科学の人を魅する力と言いますものは、私どもの原理を正当化し私どもの発見を証明する根拠を、どこでも、いつでも提示できるということに存するのであります。(67)

一九世紀末のフランス科学界における熟しきった果実であったパストゥールは、身中に生じた一粒の種子を次世紀に遺すことになる。「生命の科学」とは、この種子の力によって約束されたものである。

それは、「しかしコントにおいて、生物学的ア・プリオリは、歴史的ア・プリオリに対してア・プリオリである」(68)と言われるものの、次に来るものである。『認識と関心』のハーバーマスは、一九世紀中頃までに、科学的な認識が認識一般に成り代わるという事態が西欧において成立したと指摘した。そこでの科学は多様な人間的認識行為の形式のうちの一つなのではなく、自己を認識そのものと同一視することができるほどになった。よって以後、「科学主義」は認識としての自身の地位を批判する手続きを省略して、その方法の練磨に専心することをみずからに許すことができると考える(69)。ところでその科学的認識の意気揚々とした歩みの只中に登場したパストゥールは、科学は勝手に展開するのではない、それは、「生成するもの」の、まさにその発現それ自体によって証明されるのだと述べていたことになる。ここで同一視を要求されるのは認識と生命の力である。ホルクハイマーとアドルノがやがて到来した啓蒙の運命としての「科学技術の時代」を嘆じながら述

---

(66) Dagognet, *Georges Canguilhem Philosophe de la vie*, Institut Synthélabo pour le progrès de la connaissance, Paris, Le Plessis-Robinson, 1997, p. 157.
(67) Pasteur, « Discours de réception à l'académie française », p. 334. 邦訳三一九頁。
(68) Canguilhem, « Mort de l'homme ou épuisement du cogito? », p. 615.
(69) J・ハーバーマス『認識と関心』奥山次郎・八木橋貴・渡辺祐邦訳、未來社、一九八一年、一一一―一一四頁。

べた通り、ここにおいて確かに、歴史＝物語はその基礎としての「擬人化」という、「自然」との関係形成の技法をひとたび喪失していたように見える。[70] しかしながら、そこには別の決定的な形態学が、文字通り「始原」から獲得されているのではないか。しかも中心の「余白」という形で。

このような「科学」とはいったいなにものなのか。二〇世紀のエピステモローグがどうしても問わなければならなかった問いとはそれであろう。「真理とは、生命の長い年代記において、最も新しい誤りである」。しかし科学者の誤りはもはや決して真理それ自体の罪ではありえない。いまほど「真理」が人間の手の触れられない、それでいながら確固たる現前あるいは身体性を持つものとなったことはあっただろうか。そして身体性と「正常＝規範」との間に――「知」を介して――奥深く結ばれる関係が、権力と暴力を呼ばずにいないことをカンギレムとフーコーが終生の問いとしたこともまた思い起こされるべきであろう。「生命の科学」の認識を支えている「生成する自然」の力能を批判するという仕事は、いまこそ最も哲学者によって引き受けられなければならない、そのようにカンギレムの選択は主張したのではないか。誰が語り、何が語られているのかがこれほど不明瞭な事態を、「批判すること」を使命として任じた者たちは捨て置いてはならないのだ、と。

二〇世紀の転換以降、科学者個々人はより無力に、しかし科学は抜きん出て強力な存在となってゆくだろう。一九世紀に生じたパストゥールという種子のうちに、その「運命」もまたすでに孕まれていたはずなのだ。

(70) M・ホルクハイマー&T・W・アドルノ『啓蒙の弁証法――哲学的断想』、徳永恂訳、岩波書店、一九九〇年、七頁。

II

病むことの意味・価値

5 誰もひとりではない、貧しいものはなおさら
――フーコー『臨床医学の誕生』を読む

1 「臨床医学の誕生」という歴史を読む

哲学者ミシェル・フーコーの『臨床医学の誕生』（一九六三年）は、大部のものが多い彼の著作では比較的小さな、初期の作品である(1)。

『臨床医学の誕生』の原題は *Naissance de la clinique, une archéologie du regard médical* だが、ここでの clinique を「臨床医学」と訳すことは、おそらく翻訳者の神谷美恵子にとって自動的な判断ではなかったものと推察される。一九六九年刊行の邦訳に付されていた神谷の解説や補論でも複数の訳語が使い分けられている通り(2)、フーコーが論じる「クリニィク（clinique）」には、「臨床医学」、「臨床教育」、それから患者が訪れるより身近な「実地」の医療施設としての「診療所」と、三種の意味が読みとれるためだ。特に三番目の「診療所＝クリニック」という場所と、hôpital という施設、

つまり神谷訳では「施療院」と訳される「公的な大規模病院」との対比は、フーコーの本では必ずしも前景的ではないかもしれない。けれども、この、より具体的に建築物の姿でイメージできる対比もまた、フーコーの議論する「臨床」の変容の舞台として重要な役割を担う。

このフーコーの本は、医学史家アッカークネヒトの『パリ、病院医学の誕生』[3]としばしば比較される。そしてアッカークネヒトは、著書の冒頭で、明快にその内容を説明してくれている。まずはそれを先に参照しておきたい。「医師の象徴は、中世から十八世紀まで尿器であった。現代の医師の象徴は聴診器であるが、これは一七九四年から一八四八年のあいだにパリ臨床学派が医学に貢献した数多くの業績のうちの一つである。この学派の変遷をあとづけることは大切な仕事だと思われる」[4]。

「一七九四年から一八四八年のあいだにパリ臨床学派が医学に貢献した数多くの業績」と、『臨床医学の誕生』の内容は、確かに重なっている。けれどもフーコーは、自分の本の中身を、まったく異なる、そして「フーコー読み」の間では大変有名な表現で説明した。「この本の内容は空間、ランガージュおよび死に関するものである。さらに、まなざしに関するものである［Il est question dans ce livre de l'espace, du langage et de la mort ; il est question du regard］」[5]。

『臨床医学の誕生』という本は、フーコーの言葉の通り、あまりはっきりと「医学史」の姿をとるものではない。とはいえ、絶対に医学史でないとも言えず、「医学の歴史の中で、ある時代に生まれた国家体制と深く関係する医療の制度と、その知識に関する物語」、そんな風に読めば読めないこともない。ただし、そうだとすれば記述のしかたが非常にわかりにくい。また、体制と知識の歴史なのであればその二者の相関性に着目して、「政治史に支配された医学史」あるいは、「医学的知識の体制化の中での学者の権力闘争」が問題なのか、とも考えられる。つまり「知は結局のところ権力に有利な形で使われるものだ」という話が語られているのだ、と読みたくなる。けれどもそのような歴史はこの本には書かれていない。再度、そのようにも読めるのだが、それにしては記述が不徹底な印象を受ける。医学者でもあり革命期の政治家でもある人物たちが、議会と病院と学校の三つの場で衝突しながら歴史を作っていくという物語は、アッカークネヒトの本の方が、ずっと有機的に伝えてくれている。

『臨床医学の誕生』の記述では、議会と病院と学校の諸制度と医学者＝政治家の思想・活動とが

（1）Foucault, M., *Naissance de la Clinique : une archéologie du regard medical*, Paris, P. U. F., Galien, 1963.（フーコー『臨床医学の誕生』神谷美恵子訳、みすず書房、一九六九年）。ただし本書ではそれぞれ主に、Foucault, *Œuvres*, tome 1, Paris, Gallimard, Pléiade, pp. 671-902.（『臨床医学の誕生』神谷美恵子訳、斎藤環解説、みすず書房、二〇一一年）から引用する。邦訳は一九六三年の原著初版からの訳出、*Œuvres* 所収の原文は二版（七二年）以降のものなので、異同のある個所では適宜明記する。

（2）『臨床医学の誕生』一九六九年版、二八四—三一一頁（神谷美恵子「解説」・「附　構造主義と精神医学——Michel Foucault を中心に」）を参照のこと。

（3）Ackerknecht, E. H, *Medicine at the Paris Hospital: 1794-1848*, Baltimore, Johns Hopkins Press, 1967.（アッカークネヒト『パリ、病院医学の誕生——革命暦第三年から二月革命へ』舘野之男訳、引田隆也解説、みすず書房、二〇一二年）

（4）『パリ、病院医学の誕生』三頁。「尿器」とは医者が診断のために患者の尿を採取する際に使用した瓶状の容器のこと。

（5）Foucault, *Naissance de la Clinique*, p. 673. 邦訳七頁。

気持ちよく因果関係で結ばれ、その視点から見れば歴史が必然的な展開として理解できる、ということは起こらない。そしてそのことは、特にこの本の前半部と後半部を、互いに対して浮かせてしまうような結果につながっているように感じられる。少なくともその違和感は、最初読んだとき以来、私にとって大きなものであり続けている。そこで本章では、この「違和感」に注意を向けてみたい。そして、アッカークネヒトが正しく示してくれているような歴史と舞台を共有しながら、けれどもまったく異なる言葉で書かれているフーコーの歴史を、医学史と哲学を学ぶ者としての立場から、私なりに読んでみたい。

2　変容と誕生　――連続のうちに孕まれる歴史の非連続性について

最初に、本の構成とあらすじを見ることとしよう。この本は一〇章で構成され、序と結語が付されている。そして、前半、特に第二章から第五章と、後半の第六章から第一〇章とでは、扱われている史料テクストが指し示している場面、そのテクストが語る思想が実践されるべき空間という点で、やや質の異なる歴史が記述されているという印象を受けるのである。

そして、特に構成に注目する観点から見れば、第一章は前半・後半の両方を見わたす全体的な導入であり、実はそこにこの本のおよその見取り図が描かれているとも感じられてくる。また第一章では、この本の書く「臨床医学」が、ヨーロッパにおけるそれまでの「臨床医学」の長い歴史の、どの時点を出発点とするものであるかが説明されている。したがって、古代においてヒポクラテス学派の医学が形成した臨床という伝統があり、これが中世から一貫してガレノス主義をとった大学医学を通じ、ヨーロッパ医学の基底をなしていたことは、読者が前提として念頭におく必要があるだろう。

ヒポクラテス医学では、医師が患者の病状を詳細に観察し、その記録を集積することが、実践上の第一の特徴となる。そして、このような情報の集積が有効に機能するためには、対となって働くべき装置として、「病気の分類」が肝要になる。つまり「この症状はあの病気のもの」と区別されることが大事であって、そうやってインデックスに辿り着くと、インデックスの下に収集されている過去の症例＝情報を利用することができる。これによって医者は、「その病気はこれからこういう症状が出る」という知識を活用できるようになるというわけである。『ヒポクラテス集成』は医師たちの経験にとって、一種の辞書として機能するものとなる。

では、その「臨床医学」と結びつく「病気の分類学」が、一八世紀のヨーロッパ医学においては、どのようなものになっていたのか。それがフーコーの歴史記述の起点である。その記述の入り口となる『疾病分類学』の著者ソーヴァージュは、一七世紀に活躍した「イギリスのヒポクラテス」シデナムの疾病分類学から影響を受けたフランスの医学者だ。つまり、上記の「長いヨーロッパの臨床医学の歴史」から、ソーヴァージュという人物を通して、ある一点が一八世紀のフランスという空間に定置されることとなる。ソーヴァージュの没年は一七六七年であり、この名前が、革命開始直前期のフランス医学の動きと私たちを接続する役割を果たすのである。

フーコーはそこで、一八世紀の疾病分類の思考とは、基本的に「植物学的モデル」に沿うものだと論じている。これは『臨床医学の誕生』の次に刊行される大著『言葉と物』（一九六六年）の、博物誌的種別の認識論に関する議論とリンクする。この認識論に基づいて分別される「ある名前の病気」は、その名の内実を満たすべき特異の外見を、その「種《しゅ》」の空間的な身体性として現実世界に表現するものである。そのとき「患者の身体」とは、「その病気が示すべき身体」と人間の身体とが生活空間において「出会った・接触した」一つの場面にほかならない。同じ「その病気」が、場面によっては人間の鼻と接触したり、あるいは神経と出会うのかもしれない。ふぞろいな作物のように患者は様々な病態を示すが、そこに現れている「病気」＝「種《しゅ》」は「一個の存在」なのだ。そしてこの場合、個々の人間の身体で症状を示した部位の側には、本質的なインデックスとしての「病名」への決定権は与えられない。

そこで、これは第二のヒポクラテス的医学の特徴なのだが、「これこれの病気はこういうものだ」という蓄積された記録情報があるとして、医師はその記録情報と目前の患者の病態を照らし合わせながら「だからこうなった」、「だからここがヤマ（crise）だ」ということを判別することができる――逆に言えば、つまりはそれだけ、という事態が起こる。ここから「臨床医学」と呼ばれるものに一九世紀まで長く指摘され続ける「待機医療」という性格が生じる。つまり、固有の存在を持つ病気には固有の発生機序があるので、重要なのはいかに「自然に」この病気の発現が患者の身体を通り過ぎてくれるか、ということになるのである。だから臨床派の医師たちの側では、そこに与えるべき条件を間違えないようにと気をつけつつ、ことの経過をベッドサイドで「見守る」というのが、そのプロフェッションを支える第一の態度となる。

ところでフーコーによると一八世紀末に向けて、この「病気の自然」を「社会や文明が歪めている」という主張が出現する。病気がより純粋に「自然」な姿を、その「最も賢い姿」[6]を示しながら人間の身体の「自然」と「出会」える場所に、患者を戻すべきだというのである。その「自然」な場所は病院ではない。「施療院は文明と同じく、一つの人工的な場であって、そこに移し入れられた病は、その本質的な顔をうしなうおそれがある」[7]。「分類学医学」は、固有の「本質的な顔」を持つ病気を対象として見る。そして病気がそのようなものだからこそ、「それが生まれた土地」に「植物として生長《ヴェジェテ》[végéter]」するよう[8]――そうして「自然な過程」として無事に「消滅」するよう――病者の身体は病院のような、特定の操作や装置が偏った影響をもたらす施設から「解放」されるのであり、そして病者自身がもともと「自然」に生きていた空間である家庭へと帰されるべきものとなるのだ。

さて、こうして病院から「解放」され、家庭に患者が帰されるという動きが生まれる。しかし、そもそも家庭という私的空間で医療的実践が行なわれるとすれば、それは結局家庭を包含しているより大きな空間、つまりは社会が、病気というものの「自然」が何であるかを、すでに確実にとら

（6） Ibid., p. 700. 邦訳四七頁。
（7） Ibid., p. 701. 邦訳四八頁。
（8） Ibid., p. 702. 邦訳四九頁。

えている保障があるからではないのか。そうフーコーは問う。「しかし、このように極限までおしすすめてしまうと、主題は逆転する。ある社会において、唯一家庭という形象によって構成されるものである自由空間へと溶解されることになった医学的経験とは、そうでありながら、社会総体による支えを前提としたものなのではないだろうか？」[9]。そこには、実は「社会総体」と「家庭」とをともに包み込むような新たな制度が生まれつつあるのであり、それこそがこの本のタイトルで「誕生する」とされる「臨床医学」だということが読み進めるにつれて理解できる。しかしそれと同時に、この一八世紀末の「臨床医学」にかかわる制度の展開を精査してみると、そこでは上述した「病気」の存在のありようが、もはや「植物学的な分類のモデル」から離れたものへと変容してもいるのである。これが第一章のおおよそのあらすじとなる。この章の末尾は、次のような文章で閉じられる。「ここで、病の制度的空間化という、全く新しい形態がはじまる。これは一八世紀においては、ほとんど知られなかったものである。分類学的医学は、この中で姿を消してしまうことになる」[10]。

つまり、分類学的医学がとらえる「病気」の存在をめぐって、一八世紀の医師や政治家が医学と医療のあるべき姿を論じるうち、その当の「病気」の存在の理解の仕方こそが、結果として「分類学的医学」という知の制度の方を、フランスの医学の歴史から消してしまうのだとフーコーは言うのである。そしてこの変化は、革命がフランスの社会に生み出す変転と、舞台を共有しながら進んでいく。

これを全体のあらすじとして再度言い換えると、ヒポクラテス的「臨床医学」から生じた「分類学的医学」が消えたとき、そこに「臨床医学」が生まれるのだ、ということになる。ならば、始まりと終わりの双方をともに形成する「臨床医学」とはいったい何なのだろう。語の示すべき内容を混乱させる矛盾的な記述が、この歴史の書き方には意図的に活用されている。しかも注意すべきこととして、それは決して、「分類学的医学」を「新たな臨床医学」が否定したから、つまり「新たな臨床医学」が「分類学的医学」を否定することでみずからを立証しえたから、こうなったのだ、と語る歴史ではない。むしろ医師たちは精一杯「分類学的医学的」な「病気」に対面しながら「臨床医学」を実践していたら、「分類学的医学」は使えなくなっていた、つまり気づいたら、まさに「臨床医学」の中心にあったはずのものが死んでいた、という場面がそこでは書かれているのだ。

　私の理解としては、ここにあるのが、『臨床医学の誕生』が描き出す歴史における「非連続性」の姿である。つまり、あるものから次のものが生み出されるということが歴史の進行なのではなくて、あるものが生んだものが、あるものから生まれるようなものとして予想できるものではなかったこと。もしくは生まれてきたものがその足で歩いた瞬間、予測されない方角にその顔を向けていたこと。そのような、ほとんど説明のつかない「ずれ」から、けれども決定的に歴史が「次に進む」ということが、ここには書かれていると読める。

　少なくとも、『臨床医学の誕生』の「非連続性」の場面は、実は濃い「連続性」の外観をもって

（9）　Ibid., p. 704. 邦訳五二頁。ただしここでの訳文は原著一九七二年版での変更を含む。
（10）　Ibid., p. 705. 邦訳同箇所。

展開すると私には読める。そして、それと同時にはっきりしているのは、「臨床医学」という「単位＝ユニット」が、ある「やっかいなもの」と、フーコーに意識されていたということである。『言葉と物』で大きな反響を呼ぶこととなった後、フーコーは次のような言葉を記しているからだ。

> たとえば、定冠詞をつけて、〈精神医学〉（*la* psychiatrie）だ、あるいは〈医学〉（*la* médecine）だ、〈文法〉（*la* grammaire）だ、〈生物学〉（*la* biologie）だ、〈経済学〉（*l'*économie）だ、とひとが言うとき、ひとはいったい何を語っているのでしょうか？　一目で識別することができるとひとびとが思っている、しかしひとたびその境界を定義するとなると極めてやっかいなことになる、そうした奇妙な単位《ユニテ》（unité）とはいったい何なのでしょうか。[11]

『臨床医学の誕生』は、この視点を用いて書かれた歴史である。したがって、そこでの「医学」とは、いわば「いれもの」としての「語」であり、「名前」である。それはちょうど、「分類学的医学」が名づける「病名」と同じような機能を担っている。このインデックスの下に、私たちは自動的に、みずからの知る様々の経験を収め込むことをするだろう。たとえばフーコーの本の第四章でも、「学習を「たやすくし」、「簡略化し」ようとする」[12]ものであった「五世紀のギリシャ医学」の功罪が、やがて革命期の医学者たちから批判されるにいたった場面が言及される。「一目で識別することができるとひとびとが思っている」、まさしくその状況にこそ、次のような事態は到来する。「見ることをしない、この知識は、あらゆる幻想の根源となる［Cette connaissance qui ne voit pas est à l'origine de toutes les illusions]」[13]。

　フーコーは『臨床医学の誕生』で「分類学的医学」の歴史的運命を論じつつ、実は「医学」もまた単にそこに含まれる一つの事例であるような、そして無数の「単位」それ自体にとって同様に可能であるはずの、より一般的な「奇妙」な状況を論じていたのではないだろうか。そしてそこに、私たちの「知識＝認識（connaissance)」についての、一つの原理的な問いが出現するのである。すなわち、たとえばあなたが「医学」と呼び、彼らが「医学」と任じている数々の行為と思考の内容が、「同一である」と私たちに保証しているものとは、「いったい何なのでしょうか」。

3　患者の病気・知を生む身体　――「社会」が形成する制度＝「クリニィク」

　さて、上記のような記述と問いの見取り図があるとして、この本の前半部の第二章から第五章は、比較的読みやすい筋を示してくれる。そこに描かれる歴史的変化を、具体的な制度と結びつけながら、辿ることができるからである。

（11）Foucault, « Réponse à une question », *Dits et écrits I, 1954-1975*, Paris, Gallimard, Quarto, 2001, p. 702.（フーコー「「エスプリ」誌質問への回答」石田英敬訳『ミシェル・フーコー思考集成3』七二頁）
（12）Foucault, *Naissance de la Clinique*, p. 739. 邦訳一〇六頁。
（13）Ibid., p. 740. 邦訳同箇所。

まず革命的変動が近づくフランスで、前述した「病気の自然」の解放という論理を背景としつつ、病者の社会的（非施設的）管理を進めようとする王立医学協会と、旧来の医学理論を遵守する大学的講壇医学との、医療実践をめぐる対立が描かれる。そこから次第に、「治療」の実践空間を施療院から解放し、社会全体が「健康」の実現に適したものへと改変されることこそ、目指されるべき「自然」の到達点だとする思考が出現する。理想状態の人間の「自然」と、その「自然」を阻害しない社会空間の建築が構想されるようになるのである。そしてその周囲で、「医学」という専門的知識がどう編成されるべきなのか、にかかわる方針は二転三転する。しかもこの二転三転は、革命期にいたって、「自由」の定義をめぐるイデオロギー的闘争の一部に組み入れられる。そして教育と職分の制度における変転と混乱を生み続ける。

第五章がこの変転のクライマックスとなり、ついに体制としての「臨床医学」が形成されることとなる。そこでは、恐怖政治期の「自由」の思想が求める「自由な患者」・「自由な医師」・「自由な病気」の理念が頑強に阻み続けた、国家がその「質」を管理する医学・医療の体制が再編成されることになるのである。つまり「清廉の人」ロベスピエールが殺されてから、恐怖政治期を生き延びた化学者・国民公会議員フルクロワの構想が、総裁政府のもとで実現されるようになる。しかもそこには、看板と実際の売り物が巧妙にずれているような、生き残っていたアンシャンレジームの欲望が、ちゃんと新しい経済機構の内部に居場所を確保する展開が重なっており、この点については「やっぱりそうなるか」という意味でのカタルシスもある。「知は結局のところ権力に有利な形で使われる」という場面が最も明快に描かれるのは、この箇所と言えるだろう。

ところで、その第五章の最後では、ここまで記述されてきた「臨床医学」の歴史について、二つの終着点を示される。一つは「医師の身分の二重化」という場面である。これは、アンシャンレジームの特権的な医師ギルドを解体することと、特殊技能を持った専門職集団としての医者の品質を管理することの、両立がどうすれば可能か、という課題への対処として実現するものである。なぜならフランス共和国は、革命直後から周囲の王国および国内の反体制派との継続的な交戦状態に入るため、遠い戦地でも国内においても慢性的に医者不足となり、いかなる方式であれ医者を育成することが急務になるためだ。そこでの解決策として、地域の家庭に入り、日常的に患者の治療を担う「オフィシエ・ド・サンテ」(神谷訳では「実地医師」、直訳するなら「衛生担当官」というところだろうか。これは、『ボヴァリー夫人』の冴えないプチブル夫・シャルルが就く職業でもある)の大量生産と、彼らの上位にあって「医学」の内容を管理する「医師」という職分とが設定される。彼らは両者とも旧態の「講壇医学」からは解放されねばならないので、それぞれに「臨床教育」を施されるのだが、「医師」の方はそこで、これまでとまったく異なる新しい「病気の自然」と接触を始めることになる。これが『臨床医学の誕生』の、一方の結論である。

この医学の教育と実践の二重化の指摘は非常に重要なのだが、同時にもう一方の結論、「臨床」の場それ自体を形成する「病院」の再編成という重要な場面の記述も、第五章の焦点である。ここでは、「医療」も「平等」に人民に解放されなければならないが、一方で、革命中でもあり戦時下でもある国家としては、「不平等」に多く「施療」の恩恵を必要とするような者たち――つまり、他の者に比して、より病みやすい者たち――にばかり大量の予算を回して困窮するわけにはいかない、ということが問題となる。そのなかで「病院」の国有化は廃止され、もう一度それらが「篤志家」の運営、つまり民営に戻されるという場面が描かれるのだ。ここで成立する「臨床」というものの しくみはわかりやすい。そのしくみは、「患者を、いかなる権利によって臨床的観察の対象に化しうるか」[14]において、非常に有効に機能することとなる。

公共に開かれた病院には、基本的に貧者が集まる。富者はかかりつけの「プライベート」な名医に診てもらうのだし、何より、まだ病気になっていないからである。また、病気になりやすい者とは、困窮している者たちである。そして富者とは、困窮することがない者たちである。ではなぜ、富者が「篤志家」となって病院を維持する必要があるのか。それは病院が、彼らにいつか必要になるかもしれない知識を、「医師」に獲得させる場所になるからだ。では反対に、なぜ患者たちは、単に「治療される」のではなく、「臨床」にとっての「観察対象」になることまでを受け入れるのだろうか。

フーコーは、それは彼らが「ひとりでは治療されえないから」だと書いている。彼らはただ彼らだけの私的な「自然」の状態にあっては、「治療」されることがない。それゆえ彼らは彼らを「治療」に導く関係性における「自然」を生きなくてはならない。この「自然」が遂行される平面とは、社会空間である。そしてそこでは、彼ら＝貧者はみずから「病む身体」を通じて、富者の「いまだ病んでいない身体」と、可能的な同一性で結ばれていく。貧者と富者はともに、「人間的身体」を持つものとして、医学によって認識される。貧者の生はすでにその身体に病態を生じさせたのだが、富者の身体もまた、その病態への可能性だけは常に内包するものである。それが、人間の生理学というものだからだ。

その助けが患者のために考えられたものである限りにおいて、患者は、自己の求めた助けの絶対的な主体であった。しかるに今や彼は、あるまなざしのために要求される。そのまなざしにとって、彼は客体である。しかも相対的な、関係的な、客体にすぎない。というのは、彼において解読されるものは、他人をよりよく知るための手段とされるからである。[15]

彼/彼女=患者を、「他人——富者が含まれる——をよりよく知るための手段」とすることが、この「臨床」で患者を待つ「医師」には全面的に許される。その理由として、フーコーが記している一文は非常に重要なものだ。なぜならそれは、この「臨床医学」の歴史が、「近代市民社会」を生み出そうとしていた時代背景の下でなければ、これほど見事に機能するはずがないと述べるものだからだ。フーコーは次のように書いた。「その権利とは、誰もひとりではないということの中にある。特に貧乏人は、富めるものの媒介によってのみ、援助をあたえられうるのだから、なお一層、ひとりではない［nul n'est seul et le pauvre moins que les autre］[16]」。

(14) Foucault, *Naissance de la Clinique*, p. 770. 邦訳一四九頁。
(15) Ibid. 邦訳同箇所。
(16) Ibid., p. 771. 邦訳一五一頁。

「ひとりでない病者の体」は、「知」にも、「社会」にも、「ひとりでない」ものとして開示されるとフーコーは言うのだ。

そしてまさにそのことが、「臨床医学」という科学の実践の場での、「人体」という代理表象的な知識の形成の唯一の基盤でもある。ここで起こったこととは、「患者の身体」が「人間の身体」のデータになる、そのしくみの成立である。すなわちそこで、患者は同時に「献体」ともなる。「篤志家」が「病院」を支えるのはきわめて「社会的」な振る舞いである。そして、「社会から受けた恩義は社会に返す」というしくみのなかで、「臨床教育・臨床医学」の「知」の体制が生まれる。この「知」は、「病者」の身体を基盤として、「すべての人間の身体」が開かれている「病気という危険」に対抗する「知」を供給することになる。しかも、この体制は実は富者にとっても、地域社会にとっても国家体制にとっても、実に経済的である。

「知は権力のために使われる」という事態の医学史における最も明白な例を「知」と「権力」を論じた哲学者フーコーから与えられたい、もしそう思って『臨床医学の誕生』を読むとすれば、ここで十分だろう。「病院」の「非人道性」や、「臨床医学」と「富」の癒着をそこに見ることも可能である。ロベスピエールが死んでくれたおかげで、一八世紀から一九世紀に転じる数年間にブルジョワの網羅的な社会統治がようやく整備されたということも、よく理解できる。その意味で、実はこの本は第五章で終わってもいいのではないかとも思えるほど、ここでの議論は見事なものだ。

4 「同時に〈知識／知る行為〉でもあるまなざし」——医師の内的な再編成について

けれども、そこに第六章が続いて、この本の後半部が始まる。そしてそこでは、国民公会の議論や、医師供給をめぐる地方とパリの総裁政府の現実主義的な対応のような、それまでの様々な変化の鮮やかな活写は、忽然と姿を消してしまうのである。その代わりに「症例（cas）」と「症状（symptômes）」、そして「病気（maladie）」と「徴候（signes）」とはどのような関係性を結ぶのかといった、理論的な考察が展開されることになる。

そうして、その関係性を理論的に整理し、方法的に医学として実現していこうとする「医師」たちの歩みとして、ピネル、コルヴィザール、プティ、ラエンネック、ハンター、モルガーニ、ボネー、ベール（大）、マジャンディ、ビュイッソン、カバニスといった著名な医学者たちの思想と実践が、後半部を通じて辿られていく。これらの医師の歴史において主役となるのは、病理解剖学者で『一般諸膜論』の著者グザヴィエ・ビシャであり、その最後に歴史をねじるようにして登場するのが、ビシャの弟子でもあり、刺激と炎症で病理学を一元化する原理を提唱するフランソワ・ブルセである。

後半部の議論の焦点は、最終章の一つ手前の第九章にあるだろう。ここでフーコーは、「不可視なる可視」と、「可視的なものの光のもとに呈示される、不可視的なもの」を論じることになる。そこではビシャの病理解剖の作業において、解剖の対象となる遺体の組織に残された炎症、つまり損傷の痕跡を追うためには、どのような知覚的転換が必要になるか、が説明されている。

ガレノス以来知られ続けてきた体内のあれこれの部分、形態と名称と機能が一致した諸器官に注目する解剖学から、ビシャは諸々の「膜」を「一般」の基準とする解剖学を築いた人物である。そこでは「膜」、つまり「組織」という新たな次元が、体内という空間を一元的なものとして、病理学者に眺めさせるようになる。すると、「病気の存在」を観察するためにこれまで眺められてきたベッドサイドでの「症状」が、その病気が病死した死体に残す病的損傷の「痕跡」によって、とって代わられるということが起こる。「ビシャは表面積へのまなざし［*regard de surface*］に対して絶対的な認識論的特権を与えるがゆえに、彼の眼は臨床医学者の眼なのである」[17]。膜＝組織の次元で人体をめくり、開いていくビシャの目にとっては、死体を通過した病気が日常生活のレベルで何と呼ばれるものであるかは関係ない。この死体の生前を通過した損傷の足跡が、体の組織のどこをどれだけ踏んだことが、その体が生きているという機能を維持できなくなるだけの「生命の引き算」につながったか――それを見極めることだけが、ここからは重要だからだ。

「二〇年間、病床でメモをとっても、それらの症状は何にも結びつけられない。いくつかの死体を開きなさい」[18]。ビシャが有名なこの発言にいたるまでの過程が描かれる後半部は、つまり、第五章の最後で見た二つの結論の一方、「実地医師」とは別に育成される「医師」たちの側の、「臨床医学」の編成の場面を精査したものとも言える。そこで「医師」たちが受ける「臨床医学教育」とは、次のようなものだと書かれている。「臨床教育には、もっとずっとせんさいで複雑な構造があるわけで、ここでは、経験は一つのまなざしの中で統合されるが、そのまなざしとは同時に知識［savoir］でもあって、自己の真理を支配するものであるから、たとえ一瞬の間、模範［example］というものを利用しえたとしても、実は、一切の模範からは自由なのである」[19]。

しかも、このような「まなざし」における「知識＝知るという行為（savoir）」との関係性は、「医師」だけに特権的に「取って置かれる＝割り当てられる（réserver）」[20]。この「医師」の特殊な「まなざし」は、「模範＝事例」を「自由」に振る舞うことができるものとされているのである。「医師」とは、この「模範＝事例（example）」を「利用」しながら「学ぶ・知る」のだが、同時に、この「病者」を「症例」にするために眺めるものである。あるいは、第五章で見た社会的制度のなかで病院を訪れる「病者」であれば、彼／彼女は「症例＝一例」であるからこそ、他者をも襲うかもしれない「病気」についての「知識」を提供する「献体」として、「医師」の「まなざし」にみずからの身体を見せるのである。

そして、「医師」もまたそれが「例」となってなんらかのカテゴリーの情報を提供するという、出発点としての期待があるからこそ、確かにその身体を見るのである。だが、「医師」の「まなざ

（17）Ibid., p. 816. 邦訳二二〇頁。
（18）Bichat, X., *Anatomie générale appliquée à la physiologie et à la médecine*, nouvelle édition, première partie, tome1, Paris, Brosson et Gabon, 1812, p.xcix.
（19）Foucault, *Naissance de la Clinique*, p. 768. 邦訳一四七頁。ただしここでは原著六三年版からの邦訳をそのまま引用した。原著七二年版では「[…] 知識でもある。ここで始まるのは、諸々の対象が運動する場に関する、まったく新しいコード化である」という文章に変更されている。
（20）Ibid. 邦訳同箇所。

し」の側の認識にはもう一つ、「臨床医学的なまなざし」は、疾患の実態に対して唯名論的還元作用をおよぼす」[21]という重要な機構が配備されていることを、フーコーは指摘している。その場合、「医師」の「知」の編成においては、もはや「病名」も「器官の名称」も、その内実を伴った認識を構成するものではない。ただ「医師」は、この「名」を利用する。「名」を実に「せんさいに」巧妙に利用しながら、実在しているものとしての「可視的なもの（visible）」と、いかなる意味においても特段の存在を獲得する必要のない「不可視的なもの（invisible）」とに、分別していくのである。そのような意味で、「実地医師」と区別される「医師」なる者たちは、「知ること」の行使において、特別な「権利」を持つものである。

ここでいう可視的なものとは、解剖学的なまなざしが、その至高な力で再びとらえてしまう以前に、生きた個性［l'individualité vivant］と、諸症状の交錯と、生体内の深さとが、事実上、しばらくの間、見えないものにしてしまうもののことである。しかしまた、ここでいう不可視的なものとは、個別的な様相［des modulations individuelles］に関することでもあって、これはカバニスのような臨床医学者にとってさえも、解きほぐすことのできないものに思えた。しかし、この不可視的なものは、鋭い、忍耐づよい、少しずつかじっていくようなことばによって、ついにあらゆる人にとって可視的なものの、共通な光のもとに呈示されるのである。[22]

「個人＝個体［l'individu］というものは、生命が最初にとる形でもなければ、その最も鋭い姿でもない」。[23] しかし、「個人／個体性（individualité）」は、まずどうしようもなく「まなざし」をとらえるものである。とはいえ、あまりにも多くの「個体性」をただ眺めるだけでは、「病名」など得られるはずもなく、また当然ながら「治療法」も導くことはできない。「知」と結びつくための「まなざし」にとっては、「見るべきもの」と「見るべきでないもの」、「見えるもの」と「見させなくするもの」が、確かに必要だろう。「見るべきもの」があれば、「見るべきでないもの」は捨象することが可能になる。「見るべきもの」があれば、「見させなくするもの」もまた排除することができるようになり、そこにも最終的に「見えるもの」が成立する。最も日常的な意味で考えられる私たち自身の「まなざし」でも、確かにこのような差し引きの「経済」が、常に作動しているように思われる。すべてを一度に見ようとすれば、私たちの目はあっという間に眩んでしまうことだろうから。

第九章で書かれているのは、「雑‐多」な眺めから、ある特定の「一」が知覚されるようになる構造の編成を説明しているものと読める。そして、この場合の「医師のまなざし」が、それは同時に「知識」でもあるものだ、と言われていたとすれば、その「知」の行使者が「多」を「一」として見るために、いかなる「形成」すなわち「教育」をみずからの認識に与えているのか、というこ

（21） Ibid., p. 806. 邦訳二〇四頁。
（22） Ibid., p. 862. 邦訳二八二頁。
（23） Ibid. 邦訳二八三頁。

とが、そこでは論じられているのだと理解できる。

そう考えると、フーコーは確かに、『臨床医学の誕生』の冒頭で、この本が試みることを「医学的認識の〈精神分析〉」という言葉を用いて表現してもいる。(24) この精神分析はおそらく、次のような知覚と認識の合一のしくみを分析するものである。つまり、その「知」の行使者が、自分にとっていま「見えているもの」が「見えなくしているもの」を「見てしまうのをやめて」、そうして「見えなくされている／見えてないもの」を「見るようになる」。そうすると、この「知」の行使者は、「医学」という「科学知」を使用できるようになる。つまり、「医師」という科学的精神になれる、というわけだ。

第九章は、組織の損傷を第一義的に眺めるための「まなざし」を、ビシャの解剖病理学の方法と教育がいかに編成したのかを記述した章である。そして続く第一〇章では、「刺激」というもう一つの一元性で生理学を構築したスコットランドの医師ブラウンの学説に影響されつつ、ブルセが炎症という現象を中心に据えて病理学を展開している。そこでは、解剖病理学にとっての「見えるもの」と、臨床の場において「まず見えているもの」である「病態」とが、組織の炎症と生理学的損傷という理屈でアクロバティックに整合をとりながら、あらためて結び直されていくことになるだろう。

5 「同じ光」――サドとビシャの光

ここで、ひとまず前半部と後半部の内容をそれぞれにまとめたとして、もう一度、先に触れたこの本についての「違和感」という論点に戻ってみたい。

革命期という舞台を共有しているとはいえ、前半部が描き出す医療にかかわる諸制度の変転と、後半部が分析する「医師」の認識論的な再編成と、これらの「歴史」は、何においてつながるものなのだろう。はっきりしているのは、革命期に明示的に確認できる何回かの政治的転換は、確かに学的正統性の制度的保証といった点では「医学」のありように影響をおよぼすが、そのような転換や影響が、ビシャの「まなざし」の微細で内的な生成を決定づけるわけではないということだ。他方で、早世してしまうとはいえ、革命期の病院で新しい医学の基盤を作ったビシャの功績が、それによってなんらか具体的に共和国フランスの一九世紀の医学教育につながっていくところまでが、この本に書かれているわけでもない。「政治的意識」と題された第二章の末尾にはクロード・ベルナールの名前も登場するので、一九世紀のフランス医学の制度や社会と、ビシャの生み出したような「医師」の「まなざし」とがいかに接続するのか、そのような展開をもっと記述することもありえただろう。

その代わりに、フーコーは「結論」で、ビシャの名前を、突然まったく別の文脈と結ぶのである。

（24） Ibid., p. 674. 邦訳九頁。

その文脈は、もう一度強い「違和感」を私に与えるものである。

おそらくビシャこそ、新しい医学精神を最初に、しかも全く一貫して証した人であると思われるが、［…］そこでは、可視と不可視の限界が新しい輪郭を描くのである。――この光は、おそらく同じ明るさで「一二〇日」と「ジュリエット」と「不幸」を照らし出しているにちがいない。

このようにマルキ・ド・サドの作品群が、唐突に言及される。そしてそれらの作品は、ビシャの「まなざし」と同じ光で照らし出されている、と述べられるのである。

ここでせめて、「ビシャと同じ光で照らし出されている」は同じ光で、あるいは「臨床医学と革命後フランス」は同じ光で、とまとめてくれるなら、特に戸惑うこともない。しかし、ここで結ばれているのは「ビシャとサド」であって、またそこには「一八世紀の終りの数年に描かれたある構造」が見い出される、さらにこの『臨床医学の誕生』という本では、「二世紀以来われわれの経験を織りなしている糸」の一本か何本かが書かれていたのだ、ということが言われているのだ。ならば、この「結論」で言及された「光」とは、『臨床医学の誕生』に書かれていないものをも含めながら、「われわれの経験」を照らしているのだということを考えなくてはならないだろう。

では、「サドとビシャ」を照らす「同じ光」とは何なのか。これを考えるためには、『臨床医学の誕生』の外部に、一つはっきりとした手かがりがある。それはフーコーの死後に作成された「年譜」で言及されている、一九六二年の「フーコーのノート」である。そこには、以下のようなことが書かれていたとされる。

サドとビシャという、お互いを知らぬ双子の同時代人こそが、西洋的人間の身体のなかに、かくも非自然的で、かくも侵犯的、かくも絶対的な異議申し立ての力を帯び、そこから出発して現代の文化が〈自然ノ人（Homo natura）〉を示すことができるようなひとつの知の夢を基礎づけた、二つの経験、つまり死と性とを位置づけた……[25]

サドとビシャの関係は、まず第一には、『狂気の歴史』（一九六一年）というもう一冊のフーコーの著書に対する『臨床医学の誕生』の関係性から、確認することができる。同じ「年譜」に、フーコーが『臨床医学の誕生』の原稿をとりまとめながら、これを『狂気の歴史』からの「裁ち屑（des chutes）」と称していたという記述があるためである。[26] そして実際にフーコーの残した資料ファイルを見ると、『狂気の歴史』と『臨床医学の誕生』については同じ時期に集められた資料のうち、博士論文として書かれた前者に収まりきらなかった部分を用いて後者が書かれたということも明らかにされている。[27] 執筆の土台になった資料から考えると、『臨床医学の誕生』に収められた「裁ち屑」は、『狂気の歴史』の第二部から切り取った部分が大きいことがわかる。

（25） Foucault, *Dits et écrits I*, p. 3). (ドフェール「年譜」石田英敬訳『ミシェル・フーコー思考集成1』八頁）
（26） Ibid., p. 29. 邦訳同箇所。

その『狂気の歴史』の第一部の末尾には、注記の形で、サドが登場している。そこに差し挟まれているサドの姿とは、次のようなものだ。「サドにおける自然の概念、およびその十八世紀哲学との関連を、労を惜しまずに研究しようとする者は、極度の純粋さに達しているこの種の動きを見出すにちがいない」(28)。

『狂気の歴史』第一部の末尾では、それまで「動物性」や「悪」の侵入と見なされてきた「狂気」が、「人間の本性」との相対的な関係性においてとらえ直されるということが論じられている。「狂気」が「人間の本性」における「ネガティヴィテ＝負」へと転じるような歴史的過程が、一八世紀の「狂気の歴史」には記述できるのだということが主張されるのである。その移行期に、サドこそが「自然」とは何かという問いに対する「十八世紀哲学」の態度において、当の「移行」の動きを「極度の純粋さ」の水準で体現するものだったのだ。そのように、フーコーはサドを位置づけている。

その土台となる歴史資料を挟んで、『狂気の歴史』と『臨床医学の誕生』とは、鏡写しのように接しつつ、まったくの反対方向にそれぞれの空間を広げていく二冊の書物だと考えられる。同様に、ビシャとサドも、ともにフランス革命勃発の一七八九という年号を挟んで二つの異なる体制を生きつつ、その体制との関係性においては、互いに反対側から向き合うような位置から、その転換を経験したと言えるだろう。さらに、そこで「医学」を語るのなら、一方のビシャが「医師」であり、他方のサドは「狂人」である、そのように語りたくもなる。けれども、フーコーにおいて、『ソドム一二〇日』と『ジュリエットあるいは悪徳の栄え』と『ジュスティーヌあるいは美徳の不幸』を書いた」、その作者であるサドは、「狂人」ではない。『狂気の歴史』の結論は「創作活動が存在するところには、狂気は存在しない」[29]と述べている。そしてまさに「狂気」がそのようなものになる歴史の直前を生きたのがサドであることを、フーコーは強調している。

だとすれば、サドとビシャが「医者と患者」とはなにか違う立場で鏡写しに向き合うのだとしたら、ここで私たちは、サドの作品群と、そして『臨床医学の誕生』の前半部が描き出した体制と社会の姿とを、向かい合わせに据えてみる必要があるのではないだろうか。サドもビシャも同様に「光」であるのだと、フーコーがとらえたのであるならば。そして、その「光」が、あるものを見ることを選び、それによって他のものを見えないものとすることに定める、そのような「権利」とかかわるものであるだとすれば。

サドとビシャを「同じ光」と見せるような「光」のありようを、私はフーコーの本から学ばなければならないと思う。そしてその「光」によって、私が用いている「まなざし」が私に対して「見せている＝見せなくしているもの」が何であるのかを、照らし出さなければならない。

(27) フランソワ・ドラポルトによる研究。『臨床医学の誕生』の当初の構想では第五章から第七章になると想定されていた章が、最終的には順序を逆にしつつ、第八章から第一〇章として配置されたことも指摘されている。Foucault, *Œuvres*, tome 1, op. cit., pp. 1513-1525.
(28) Foucault, *Histoire de la folie à l'âge classique*, dans *Œuvres*, tome 1, p. 180, note A.（フーコー『狂気の歴史——古典主義時代における』田村俶訳、新潮社、一九七五年、一七五頁（注41））
(29) Ibid., p. 599. 邦訳五五九頁。

6　隠喩と科学の歴史　——感染症と二〇世紀

完治する方法がまだないとしても、状態を安定させることでエイズと共に生きる人々のほとんどが普通の寿命を全うできるようにする治療法が早晩あらわれるだろうと思います。糖尿病患者が病気をかかえながら長年生きられるように、感染者がウイルスと共に長年生きられるようになるでしょう。ですから、エイズについてできるかぎり非隠喩的であることが大切だと私は思うのです。[1]

1　一九九四年日本のエイズ

一九九四年に、スーザン・ソンタグはこのように語った。一九九四年とは横浜で「アジア初」の国際エイズ会議（第一〇回）が開かれた年で、日本ではその数年前から、まさに大量の「エイズとその隠喩」が流通していた。

そのときエイズという病気は、たとえば「旧ユーゴスラヴィアでの戦争が、現在の世界の直面する外的な矛盾を象徴するものだとすると、エイズはいわば内的な矛盾を象徴するものだからです」（浅田彰）[2]と言われるような存在として、人々に経験されていた。現在では、ゆっくりとではあるが、エイズはソンタグが予想した道を辿ろうとしている。複数の薬剤を組み合わせて薬剤耐性ウイルスの発生に警戒しつつ、免疫不全を引き起こすウイルス・ＨＩＶの増殖を早期から抑え込む抗レトロウイルス治療は、ウイルス感染者がエイズ指標疾患を発症しないまま「ウイルスと共に長年生きられる」状態を確かに増やしつつある。いわゆる「先進諸国」においては、という限定がもちろん必要ではあるが。

河合隼雄と多田富雄によって次の会話がなされたのも、同じ一九九四年のことである。

河合　これを治すというのか、その方法は単純には考えられないんですか。
多田　ありません。
河合　今までの病気というものと全然違う、まったく違うものですか。
多田　ええ。[…][3]

免疫学の専門家としての多田は、河合に問われて、エイズについて以下のように解説している。「あんなものがアフリカなどであらわれても、本来だったら地方病ぐらいですんでしまったんでしょうね。ところが、こういうふうに交通網が発達しているし、都市化が起こって、村の人たちが都市に都市にと集まって、しかも薬屋に行けば注射器を売っているというような状態があって。そんなことがなければ、アフリカのある村で奇病が流行って、それで村が消滅して消えたんだと思います」[4]。多田は続けて、「二一世紀の半ばぐらいまで」HIVキャリア（ウイルス保有者）を「治す」ことはできないのではないかとの見通しを示し、またエイズはサルの保有してきたウイルスが人類に感染したもので、したがって人間にとってはまったく「新しい病気」であることを断言してもいる。

ところで、無論これらの「事実」を前にしてこそ同時代の世界中の「先進国社会」はパニックに陥ったわけだが、しかし多田と河合の対話のなかではこれらの現象はただ現状でしかないのであって、「これは人類の歴史の中でも、スケールのまったく違うことが起こっているんだけど、一般にはなかなかその認識がない」（河合）[5]という指摘も、一つの「客観的事実」として語られたものにほかならない。このことをまず強調して確認しておきたい。この多田と河合の会話もまた、最終的には「非隠喩的」であろうとする態度の一つのモデルを提供するものだったと言えるのである。

一九九四年の日本は、病気と隠喩と科学的知識との間で繰り広げられる、実に「現代的」と呼べ

（1）浅田彰「世紀末の世界を歩く　エイズと日本人＝なぜ外国人恐怖を煽り立てるのか！［ゲスト］スーザン・ソンタグ」『ＳＡＰＩＯ』一九九四年一〇月一三日号、小学館、八五頁。
（2）同、八四頁。
（3）河合隼雄・多田富雄「〈対談〉自己・エイズ・男と女」『新潮』一九九四年四月号、新潮社、二一四頁。
（4）同箇所。
（5）同箇所。

るパワーゲームを観察するのに最適の場所となっていた。

エイズの症例がアメリカで最初に確認されたのは一九八一年のことだが、日本ではその翌年にまだ名前のない「奇病」がアメリカで広がっていることが報道され、さらに翌年に「原因不明の病気エイズ」の欧米での蔓延がNHKや大新聞などで大きく取りあげられるようになった。理解しやすい流れとして、その次には日本での「第一号患者」の出現が強く警戒されるようになり、八四年に当時の厚生省によってエイズ調査検討委員会が組織されると、八五年に、ついに二種類の「第一号患者」が「認定」されることとなった。

この「二種類」自体が、はっきりと一つの「政治的操作」の意識を示していたことは、明らかである。ここでは「それ以前から感染の可能性が指摘されていた血友病患者」の症例と、「ここで初めて確認されたアメリカ在住の日本人男性かつ同性愛者」の症例とが、血友病患者を中心に感染を調査してきた「エイズの実態把握に関する研究班」班長・安部英と上記の委員会によって、ほとんど同時に、それぞれ「初めて」認められたのである。[6] この時点で、後者の「アメリカ在住の男性同性愛者」の症例[7]が獲得した影響力は甚大であり、この力が日本におけるエイズへの関心をこれに続く数年の間支配し続けることとなる。八六から八七年にかけての時期に大きく報じられたエイズのニュースと言えば、松本在住の過去があるフィリピン人女性や神戸在住の日本人女性の感染確認であり（両者ともに売春の可能性、後者については「ギリシア人船員との同棲」の経験が報じられた）、「八五年」という年が持っていたもう一つの重大な意味、すなわち同年まで加熱処理済み血液製剤の承認が遅れたことが日本国内の血友病患者たちに与えていた影響については、後に菅直人が厚生大臣として九六年にこれを大々的に「薬害エイズ問題」として取りあげるまでに、ここから約一〇年の時間が要されることになる。

したがって、一九九四年とはまだ「薬害エイズ」という日本におけるＨＩＶ感染のある重大な現実が前景化する直前であり、かつ八五年の「国内第一号患者」の発見からは一定の時間が経過している、そのような場面であったと言える。一九八八年刊の『朝日年鑑』が「エイズパニック」を前年の「流行・世相」として認定した通り、先述の女性患者たちの「発見」が「興味と関心と憂慮と恐怖が醸成した文化現象[8]」たる「エイズパニック」を引き起こすという段階を「日本社会」はすでに八七年に経験し、そしてその同じ時期に、いわゆる「国際社会」は、欧米、アフリカ大陸に続いて発見されるべき第三の「感染爆発」の地として、東南アジアを名指ししようとしていた。その「名指し」の一側面として、やがて「アジア初の国際エイズ会議開催の地」に選ばれた日本では、欧米諸国の経験をそのままコピーするかのような「隠喩の氾濫」と、そしてこれもまたこの上なく模倣的な「その次の段階」とが、繰り広げられることとなったのである。

（６）日本におけるエイズ患者認定までの経緯については以下を参照。石田吉明・小西熱子『そして僕らはエイズになった』晩聲社、一九九三年、および、宗像恒次・森田眞子・藤沢和美『日本のエイズ』明石書店、一九九四年。
（７）伊藤文學「日本人エイズ感染者に出会った僕の、悲しいスクープ」『別冊宝島67 エイズの文化人類学――「エイズ現象」をどう読むか？』ＪＩＣＣ出版局、一九八七年、二〇―二九頁。
（８）『朝日年鑑』一九八八年版、朝日新聞社、三〇一頁。

2 「語り方」の選別――「隠喩的膨張」と「正しい知識」

先に引いた「人類の歴史の中でも、スケールのまったく違うことが起こっている」という認識の呈示の後、河合と多田は以下のようにやりとりを続けている。ここには、ひとたび「治す方法はない」と断言された病気に対する、しかし一つだけはっきりとした「対処法」が存在していたことが示唆されている。

多田　そうですね。コンドーム万能みたいなことを言いますけど、そんなことで済む話ではありませんから。そうしたらどうしたらいいか。なんといっても、この病気のことをよく知るということが必要ですけれども、教育だけで防げるわけではありませんから。それから先というのは重大問題ですね。

河合　そして、単純にコントロールしたり、単純に法律なんかで出来るというようなもんじゃないことでしょう。これはすごいことが起こったなと思いますね。それは、たとえば先進国であるほど、知識的にはわかるはずなんだけど、食い止められてないわけですからね。

多田　ええ。ただアメリカのゲイのグループでは、もう新しい感染というのはあまり問題じゃなくなっているようです。それはやはり教育です。[9]

「知識的にはわかる」のだから、本来的には「食い止められ」るはず。当時「知るワクチン」と呼ばれたこのような「やはり教育」の持つ特権的な効能が日本で盛んに語られるようになったのは、一九九一年後半からのことである。この年の六月に、前述した通り「アジア初」となるエイズ国際会議の開催国に、日本が正式に指名された。ここから、再び日本でエイズが話題にのぼる機会が増えることになる。同じ九一年の一一月には、アメリカNBAのスター選手アーヴィン・〝マジック〟・ジョンソンが不特定多数の異性との性交渉によるHIV感染を公表して引退を宣言し、このニュースは日本でも大々的に取りあげられる。その同時期に日本のエイズサーベイランス委員会(前出のエイズ調査検討委員会から八六年に改名)は、新しく確認された国内の感染者数のうち、異性間接触によると見られるものが同性間接触のそれを上回ったことを発表、また同年末まで感染者報告数が前年の二・五倍と急増したことを明らかにして、再度エイズに対する危機感が、日本国内で大いに掻き立てられることとなった。しかし、このときにエイズの語られ方に与えられていた方向づけは、実に明確で、よく整えられたものであったと指摘することができる。

ソンタグとの対話のなかで、浅田彰は慎重な言葉遣いながら、ここに読み取れる「重大な政治的意味」と、そしてソンタグの主張する姿勢が含みうる問題性について言及していた。「[…]あなたはあなたが批判されている通りのことをしておられるのではないか。つまり、隠喩的な膨張を「意味の病い」ととらえ、それと「戦う」ことで病気自体の「健康」な字義通りの(つまり純粋に医学的な)意味を回復しようとしておられるのではないか。これは取るに足らぬ理論的な揚げ足取りのように見えて、重大な政治的意味を持っています。というのも、病気の医学的意味以外のすべてを

(9) 河合・多田、前掲、二一五頁。

拒否しようとすることで、医学的意味そのものの隠喩性を無視し、すべてを医学的権威に委ねることになってしまいかねないからです」[10]。これに対するソンタグの返答は、「理論的」に十分なものとは言えない。「病気の隠喩的膨張を非難するのに私が医学的隠喩を使うか。答えは否です。けれども、人間は隠喩なしには考えることも話すこともできないわけですから、私たちにできることは、一定の隠喩――人々の態度や行動を過度に歪めそうな隠喩に反対することだけです」[11]。しかし、「一定の隠喩」とはいったいどのようなものか。「態度や行動を歪める隠喩への反対」の後、そこに残ることが許される「隠喩」とはどのようなものか。

八七年に、売春になんらかのかかわりを持つ女性と買春経験がある男性とに対して、またすでにステレオタイプとして提供されていた「欧米風のライフスタイルを享受した男性同性愛者（彼は「アーティスト」でもあった）」に対して爆発した、『朝日年鑑』が「興味と関心と憂慮と恐怖」と呼んだ「日本社会」からの拒否的な反応は、九四年の国際エイズ会議に向けて、あらためて矯正されておく必要があった。その理由の一つには、エイズの症例が確認されてからわずか二年後の八三年には「原因となるウイルス」であるＨＩＶが特定されたことから、迅速にワクチンか治療薬が開発されることが大いに期待されていた八〇年代を過ぎ、九〇年代初頭にはすでに基礎医学的な場面での事態打開のスピードは鈍ってきており、それに伴って国際エイズ会議は医師らによる医学的な情報交換だけでなく、差別や予防、治療を提供する医療制度の設立といった社会的側面に議論を向ける場となってきていたという事実がある。さらにこれらの動きにも関連して、会議参加を目的としていた感染者の米国入国を断った九〇年のサンフランシスコ会議が激しい抗議運動に見舞われるという事態が発生したことをうけて、九四年横浜会議の組織委員会は、あらゆる混乱を起こさずに無事エイズ会議を日本で開けるよう、急いでそのための「社会的土壌」を整える必要があると認識したと考えられる。

それゆえ、九一年以降の日本で展開された、国が全面的にかかわった「予防・啓蒙キャンペーン」は、「八七年の反省」を踏まえ、明確な目的にしたがい整備された情報を社会に供給して、エイズに公的な・公認された病気としての姿を与えていくものとなった。エイズは確かにいまだ治療法のない恐ろしい病気である、しかしその疫学を正確に理解するならエイズは決して当初考えられていたような同性愛者や汚染された注射針を乱用する麻薬常習者だけを襲う「因果応報」の病いなどではない、あなたが「普通」と考えている性交渉のなかでも、ウイルスに感染する危険はいつでもある——だからこそ、今後の無用な感染拡大を防ぎ、たとえ感染してもできる限り体調を整えることによって免疫不全が死につながらぬよう医療の管理を受けるためにも、あらゆる種類の「普通」の人もウイルスの抗体検査を受けるようにしましょう……。

九一年にウイルス感染を公表したもののエイズを発症することはなく、九二年の夏のバルセロナ・オリンピックではバスケットボールのアメリカ代表「ドリーム・チーム」の一員にさえ加わる「健康さ」を見せたマジック・ジョンソンは、まさに上記のような「人々の態度や行動」を「歪め

(10) 浅田、前掲、八四頁。
(11) 同箇所。

ない隠喩」の伝道者となる。九三年に宣伝会議社によって刊行された雑誌『Together』は、彼とオノ・ヨーコの対談を巻頭に掲載して、そのメッセージを日本に伝えた。スター選手だった彼はその人気が叶えるままに多くの女性と関係を持ち、そのうちの誰かからウイルスを受け取ったが、当時彼と結婚したばかりで妊娠していた妻は二次感染していないことが確認され、そして彼女は彼の不貞を許した。「神は僕に美しい妻と素晴らしい息子を与えてくれました」と語るよき家庭人ジョンソンは「セックスしないのが一番安全なのだとこの僕が言っているのだから、真実なのだ」と「若い人」に向けて呼びかけ、そして「他の方法としてはコンドームを使用して、あなたとあなたのパートナーを守ることですね。それと、お互いに正しい知識を持っているか確かめることです。HIVについて正しい知識を身につけるという考えは僕だけに留まるものではなく、全ての人々を越えて広がっていかなければならないものだと思いますよ。政府、エイズ委員会など、すべてに広がって行かざるを得なくなるでしょう。あらゆる人々が参加し、この考えを社会や子供の頭に叩き込むことが必要になるのです」[12]と訴えている。

オノ・ヨーコに「HIVに感染している人やエイズ患者にとっての希望とは?」と問われて、ジョンソンは次のようにも答えている。「それは僕たちが理解しているように、相手はウイルスであり、エイズという病気なのです。世界中の医師がいろいろな方法でウイルスの正体を突き止めようとしています」、「僕がHIV陽性者に言いたいことは自分自身のことをわかってほしいということ。戦いは続けなければならない。希望は持ち続けなければならない。精神的にも肉体的にもコンディションを上々に保ち、健全でなければなりません」[13]。このジョンソンの「希望」の語りは、九四年にWHOが刊行した『エイズ、その実像（原題は *AIDS: images of the epidemic*）』の語りと音調を共有している。このWHOのパンフレットは「世界中で国をあげてのエイズ予防キャンペーンが行なわれているのに、どうして毎日何万人もの人がいまだに感染し続けているのだろうか」と問いかけ、それは「エイズは主として性行為によって感染する病気であり、タブーや偏見、無知、その他の多くの要因が、ウイルスの蔓延に拍車をかけている」ためであると憂いている。だがその一方で、そこでは「エイズにはワクチンも根治療法も現在はない」ことも指摘されながらも、「それにもかかわらず、世界の何百万人もの男性、女性、子供たちをウイルスの感染から守ることが可能であり、また何百万人ものHIV感染者やエイズ患者が、思いやりに満ち尊厳のあるケアを受けることができるということ」を示す「物語」を自分たちは語ることができると、そのように宣言されてもいるのである。(14)

これらの語りと、ソンタグが『エイズとその隠喩』で要約した「癌」についての態度表明の語り、すなわち「私の言いたかったのは、医師にほんとうのことを言ってもらいなさい、事態に通じた積極的な患者になって、いい治療を受けることです。いい治療がげんにあるのだから（愚かな治療が

（12）「対談マジック・ジョンソン vs. ヨーコ・オノ」『宣伝会議別冊 Together to Tomorrow』第一号、宣伝会議新社、一九九三年、一二頁。
（13）同、一八頁。
（14）世界保健機構『エイズ、その実像』監訳・財団法人エイズ予防財団、笹川記念保健協力財団、一九九四年、Ⅸ頁。太字強調は原文による。

蔓延しているにしても)、ということにつきる。絶対の治療法は存在しないけれども、すべての症例の半分以上が今ある治療法で治せるのである」[15]との間に、どれほどの違いがあると言えるだろうか。ソンタグが「医学的権威にすべてを委ねること」を回避しえていたかについては、より繊細な検討が必要だろう。だがそもそも完全に「非隠喩的」であろうとすることは「人間」には実は不可能なことだと、彼女は同時に述べてもいたのである。それゆえに彼女は「一定の隠喩に反対する」という「選択」の身振りを採ることしかできないのだと語ったのだった。

そうして、そこにいたるまでの思考の道筋はおそらくそれぞれにかなり異なるはずだが、最終的にソンタグ、多田、ジョンソンが選んだ語り方は、似たようなものとなる。このことは、「病いの隠喩」が決してまったく自由に「選択」などできるものではないことを証言する。

3　隠喩としての「感染症」／「二〇世紀」の隠喩としてのWHO

浅田はアンドレ・グリュックスマンによるエイズの「黙示録的隠喩化」[16]を次のように批判している。「究極的にはすべての病気をコントロールできるというパストゥールのパラダイムは、エイズによって終わった、核抑止が国家間の問題だったのに対し、エイズは抑止を個々人の性生活にまで一般化する、云々というわけです」[17]。

ここで「パストゥールのパラダイム」と呼ばれていたものが「終わる」のかもしれないという感

覚は、確かにエイズの出現がもたらした経験の基底をなしていた。それが前出の「医学的権威」と対になって、二〇世紀末の世界に両義的な「隠喩的膨張」を生み出すこととなったのは間違いないだろう。そして、そこにおいて「黙示」されていた「危機」に対して、これに絶対抵抗しなければならなかったのがWHOであり、それから、それが体現していた一つの「パラダイム」だったのも事実であろう。そのパラダイムとは、「世界」――すなわち、先に浅田がエイズはその「内的な矛盾」を示しているものだとしたもの――、そして「二〇世紀」という言葉から理解することができる。

「エイズの世界的流行は人々にボディについて考えるきっかけを与えたわ」(バーバラ・クリューガー)、「誰かが死ぬっていうことを体験することは、自分が生きているってことを確認することだ」(デュアン・マイケルズ)[18]、そのように二〇世紀末のアメリカ社会を生きる「アーティスト」たちは語った。同時期に、『死ぬ瞬間』の著者エリザベス・キューブラー・ロスは、彼女の指導するケア・ワーカーたちのひとりが次のような感慨を漏らしたことを紹介している。「私はもうエイズのない社会に住みたいとは思わない。かつてのような生活はごめんだわ。あのころは愛も助け合いもな

(15) ソンタグ『新版 隠喩としての病い／エイズとその隠喩』富山太佳夫訳、みすず書房、一九九二年、一五〇―一五一頁。
(16) André Glucksmann, *La fêlure du monde : éthique et SIDA*, Paris, Flammarion, 1994.
(17) 浅田、前掲同箇所。
(18) 前掲『宣伝会議別冊 Together to Tomorrow』第一号、五八―五九頁。

かったから」[19]。「かつてのような生活」とは何か。それは一方から見れば世紀をかけた「人類の進歩」であり、大いなる成功の実現であったが、他方から見れば心性の歴史家フィリップ・アリエスが以下のように評したような状況の出現でもあった。「一九三〇年から一九五〇年の間に、変化は速まっていきます。この加速は物質面での重大な現象、死の場所の移動のせいで生じているものです。人はもはや、わが家で、家族の者たちの真ん中では死んでいかず、病院で、しかもひとりで死ぬのです」、「病院で死ぬようになったのは、病院がもはや家では与えられなくなった手当の与えられる場所となったからです。病院はそもそもは貧窮者や巡礼者のための収容所だったのですが、それがまず医療センターとなり、そこで治療がなされ、死との戦いが行われるようになりました」[20]。

アリエスが「病院でしか手当ができない」と評した状況の成立を、ソンタグの『隠喩としての病い』の表現で言い換えるなら、つまり「前世紀の結核と今世紀の癌と」[21]である。ソンタグは一九世紀に結核が担っていた隠喩が、二〇世紀には「癌」に負わされるようになった、そしてその隠喩はよりいっそう陰鬱なものとなったと告発したが、彼女が乳がんを患った一九七〇年代後半に「癌」という病気がそこまで突出した隠喩の塊のような姿を呈していたのには、はっきりとした歴史性が指摘できる。それは何より「結核の終わり」に象徴されるが、同時に「パストゥールのパラダイム」の「完遂」でもあり、世界保健機関＝ＷＨＯの設立という事業の成功がもたらした「成果」でもある。そしてそれは「二〇世紀」にしか起こりえなかった状況として、確かに理解できる。

ＷＨＯは一九四八年四月七日に、二年前から準備されていたその憲章が実効化され、国連に承認のもと活動する専門機関として正式に発足した。その憲章の第一条は「ＷＨＯの目的とは、すべての人々が可能なかぎり最高の健康水準に到達することとなるだろう」[22]と謳っている。

ところで、設立から一〇年経った五八年にＷＨＯは『ＷＨＯの最初の一〇年』という本を刊行しているのだが、この「一〇年」を記念する書物は実際には、この機関が生まれるまでの一、〇〇〇年の時間を寿ぐ「歴史」を記述している。その歴史の起点は「一八五一年六月二三日、パリ」であり、呈示されているキーワードは以下のようなものだ。コレラ、衛生、気象、「地球物理学的」諸条件。蒸気機関と鉄道と蒸気船航海技術の発達による、国際貿易の過去にない広がり。それから同じ五一年にロンドンで開催された第一回万国博覧会。それらの、実に一九世紀ヨーロッパらしい要素の数々を背景に「一八五一年六月二三日、パリ」で開かれた「第一回国際衛生会議」の一二の参加国とは、オーストリア、フランス、ギリシア、教皇領、ポルトガル、ロシア、サルデーニャ、両シチリア、スペイン、オスマン帝国、トスカナ、大英帝国であり、そして『ＷＨＯの一〇年』が率直に語るところによれば、「世界とは、国際公衆衛生の創設者たちにとっては、主にはヨーロッパ世界のことであり、それから離れた場所の従兄弟たるアメリカの人々と、そして新しい物質的進歩の時代から完全に隔絶しているか、あるいはヨーロッパ列強の植民地化によってのみこの進歩と接触するにいたった、その他の居住民のいる地球上の場所のことであった」[23]。

（19）Ｅ・キューブラー＝ロス『エイズ、死ぬ瞬間』読売新聞社科学部訳、読売新聞社、一九九一年、二九五頁。
（20）Ｐｈ・アリエス『死と歴史――西欧中世から現代へ』伊藤晃・成瀬駒男訳、みすず書房、一九八三年、七一頁。
（21）ソンタグ『新版　隠喩としての病い／エイズとその隠喩』七頁。
（22）*The First Ten Years of the World Health Organization*, Geneva, WHO Palais des Nations, 1958, p. 459.

一八五一年からの約一〇〇年の「WHOの歴史」は、大きくは二筋の物語として読むことができる。一方には、「ヨーロッパと従兄弟アメリカとその他」という世界の拡大・吸収の歴史がある。その過程には、二度の世界大戦が大きなアクセントをもたらす。そしてもう一方には、この「国際関係」の歴史と密接に関係しながら進展する、「パストゥールのパラダイム」の拡大の歴史が存在する。直接的に「国際公衆衛生会議／世界保健機関」の動向を規定するのは、後者である。もっとも、『WHOの一〇年』の記述にしたがえば、ここで「パストゥールのパラダイム」を「世界」に提供することに力を奮うのは実はフランスの化学者ルイ・パストゥールであるよりも、ドイツの医学者ローベルト・コッホである。彼は先述のコレラと結核の「原因菌」を一八八二年から八四年の間に立て続けに同定して、「国際公衆衛生」がとるべき戦略に強力な論拠を与えることになった。

「国際関係」と「パストゥール＝コッホのパラダイム」は手を携えて、「その他の場所」と「感染症」に対して、「人類総体の未来」[24]のための「戦い」を進めていく。「そこには初めて、科学的に確立された団体と、そしてそれらの三つの病気［＝コレラ、ペスト、黄熱］と各々まったく異なる感染様態についての、普遍的に承認された事実とが存在していた」[25]。「普遍的に承認された事実」が、具体的には各国の港の出入りを厳しく管理することや、組織的なネズミや蚊の駆除を実行、または諸国に対して「推奨」することを、「科学的に確立された団体」に許可した。「マラリア、結核、超チフス、鉤虫症、脳脊髄膜炎、眠り病」[26]といった病気もそのような「科学的」な管理のもとに収められる。二度の世界大戦は「国際公衆衛生」の「普遍性」による管理を打ち砕くが、その間に代わって成長するものがある。一つは各国ごとに整備される公衆衛生の管理体制であり、もう一つは第二次大戦期に開発された「ペニシリンとDDT」[27]、すなわち抗生物質と殺虫剤である。そうして最後に、もう一度融合のときが訪れる。「よって、国際公衆衛生の進展の三度目の決定的な時期は、世界の諸政府と諸国民が確固たる基盤のうえに世界平和を再構築しようという意志に突き動かされるのみならず、科学がそのための主題を与えてくれることに確信を抱いていたときに訪れたのだった」[28]。そのようにして、第二次世界大戦が終結した翌年の一九四六年に、WHO憲章が署名されるまでにいたる歴史は完成した。

この『WHOの一〇年』は「公式な歴史」を語るものではあるが、同時に「公平」と評してもよい記録もところどころ含んでおり、興味深い。たとえばWHOの遠い起源である一八五一年に「国際公衆衛生」が求められるようになった文脈は以下のように説明される。

よくも悪くも人類総体の未来を左右するような観念の数々がヨーロッパから生まれていた。新たな政治信条が同時代の社会の基盤をすっかり変貌させようとし、また自然学者のチャールズ・ダーウィン

(23) Ibid., p. 4.
(24) Ibid., p. 5.
(25) Ibid., p. 15.
(26) Ibid., p. 20.
(27) Ibid., p. 37.
(28) Ibid., pp. 37-38.

は『自然選択による種の起源について』の中で、人間それ自身の起源とその自然における位置づけに関する同時代の考えに挑戦していた。［…］動力による印刷機に支えられた無料の義務教育は、文字を読めない貧困層と教育を受けられる中産階級との間の溝を埋め始めていた。私的な慈善事業が組織されるようになり、医療的派遣の活動を通じて国境を越えてその領域を広げ始めていた。［…］都市と工場の労働条件を改善し、食品の品質悪化を防ぐことを目的とする基本的衛生関連法令が施行され、さらに衛生を管理する有給の医療官吏が設置されたことは、各国政府が自らの国民に対して健全な環境を保障する責任があると理解したことによる。[29]

この、先にも述べた通りきわめて「一九世紀的」かつ「ヨーロッパ的」な「社会問題」に「国境を越えて」対応しようとする試みが、しかし実際には専らコレラという目前の危険に対処することに力を注ぐうちに、やがてまさに「世界規模」で、ひたすら感染症の「原因」を管理することにおいて、何よりも可視的な力を発揮するようになったのである。当初の目的から実践は次第にずれながらも、大きく発展していくのである。だがその主要な方策が「検疫」であったことから明らかなように、感染症の「世界的流行」を防ぐことは、まず感染症を「それが発生した場所に押し留める」ことからしか始まらない。また、各国ごとに整備される衛生管理体制に委ねられる「その国民の衛生環境の保障」は基本的には内政問題であり、それは「科学的に確立された事実」のようには、必ずしも「普遍的に承認」されることはない。それは当為の事実となり、また一つの構図として「世界」に定着したと言えよう。

だからこそ、二〇世紀の後半には次のような状況が「先進諸国」に成立していたのではなかったか。つまり、そこではもはや人々は結核では死ななくなり、代わりに「癌」が不運と不摂生と死を象徴する病いであるかのように重い意味をまとうようになる。そしてその一方で、「アフリカのある村で奇病が流行って、それで村が消滅して消えた」などということがあればそれはすぐに「世界」によって把握されるのだが、「癌」を恐れる健康な人々はその出来事にはさほど驚く必要はなく――それはなんら「隠喩的」な事柄ではなく――、そして怯えもしない。『他者の痛みについて／を観ること』というソンタグの二〇〇三年に発表された書物の題名は、[30]それ自体がすでに優れた二〇世紀論としての力を湛《たた》えている。

ところが、そのような「常態」が成立していたところに、「世紀末」になってエイズが「出現」した。エイズが「梅毒」「黒死病」「レプラ（「らい」）」といった、世紀をさかのぼるような「旧い病名」に擬えられることが続出したのは、[31]エイズが破ったのが、上述のような、WHOを「完成形」とする「国際保健衛生」が一世紀をかけて実現したとされていた「常態」だと、二〇世紀末の「世界」によって受け取られたことを示すものであっただろう。

（29） Ibid., p. 5.
（30） Susan Sontag, *Regarding the Pain of Others*, London, Penguin Books, 2004［2003］.

4　隠喩の終わりと科学の歴史――「終わる」ことは可能か

では、一九九四年から二〇年以上の時間を経て、いま私たちはどのような「世界」に住んでいると言えるか。果たして、私たちは「終わり」の後の世界を生きているのだろうか？

確かに、私たちはなんらかの「終わり」の後の時間を過ごしているようにも見える。実際、エイズは恐れられた通りのスピードで地球上の人間の身体に広がった。九四年の『エイズ、その実像』で、WHOは「一九九〇年代末までに、累計感染者数は四〇〇〇万人を上回る可能性がある。この数は、第二次世界大戦で死亡した人よりも多い」[32]と警告していた。二〇一二年の集計では、エイズ発症が初めて確認されて以来の累積感染者数は約七五〇〇万人とされている（国連エイズ合同計画＝UNAIDSによる二〇一三年ファクトシートが示すデータ）[33]。また、二〇一七年末時点で把握された感染者数は、三六九〇万人である[34]。

二〇一三年のUNAIDS報告の内容を、WHOは「グローバルなHIVへの対処において二〇〇一年以来劇的な進歩が達成された」との見出しに要約して紹介している[35]。なぜなら、二〇〇一年以来の一〇年間で、HIVの新規感染が三分の一まで減少し、エイズによる死亡者数も最も多かった二〇〇五年から比べて三〇パーセント減ったからだ。ところで、この成果の多くの部分は、「サハラ以南のアフリカ」と「カリブ諸国」で得られた。サハラ以南のアフリカ諸国での感染者数は二五〇〇万で、上記の世界の感染者数の約七一パーセントを占める。カリブ諸国は二三万の感染者がいるが、これは二〇〇一年に比べると四二パーセント少ない数字である。この両地域では、エイズ指標疾患と呼ばれる免疫不全の結果としての病気による死も、それぞれ約三分の一、二分の一にまで減少したという。これらの減少の背後にあるのは、両地域を主なターゲットとして進められた「予防のための教育」と「治療薬剤の普及」という「エイズ合同計画」の「成功」である。そのさらに背後には、クリントン、ブッシュ、オバマという歴代の大統領に積極的に、また直接的に働きかけながら、アメリカ大統領緊急エイズ救援計画なるものを立ちあげさせ、自身はハイチ、次いでルワンダで「パートナーズ・イン・ヘルス」というNGOを率いて各地の公衆衛生の向上のために超人的な活動を続けているハーバード大の医師にして医療人類学者ポール・ファーマー(36)の存

---

(31) ソンタグ『新版 隠喩としての病い・エイズとその隠喩』一九四頁をはじめ、同時代的な記録として、サンダー・ギルマン「エイズのイメージ――世紀末における性と病気の表現」吉川純子訳『現代思想』vol. 20-6、一九九二年六月号、青土社、七八―一〇六頁、波平恵美子『病と死の文化――現代医療の人類学』朝日選書、朝日新聞出版、一九九〇年、および立川昭二『病いと人間の文化史』新潮選書、一九八四年。梅毒に対しては一九一〇年にパウル・エールリヒと秦佐八郎によってサルバンサンが合成されて以来、化学療法によって治療可能な病気となった。黒死病すなわちペストについては、ネズミを対象にした防疫管理と、抗生物質による治療が有効であり、今日では流行は偶発的にしか発生しない。「らい」すなわちハンセン病に対しては衛生環境の向上が発症の防止に有効であり先進諸国では近代化に伴って症例が自然減少するとともに、一九四三年にプロミンによる化学療法が開発された以降は、早期での治療が可能な病気となった。

(32) 前掲『エイズ、その実像』、IX頁。

(33) http://www.who.int/hiv/pub/me/unaids_global_report/en/index.html [last consulted on 2019/2/3]

(34) https://www.who.int/news-room/fact-sheets/detail/hiv-aids［右に同じ］

(35) http://www.who.int/hiv/en［右に同じ］

在もあるだろう。さらに言えば彼の活動は、「途上国」のエイズ、マラリア、結核を根絶することに力を注いでいるビル・アンド・メリンダ・ゲイツ財団に大いに支援されてもいる。

一九八七年、そして九四年の日本において、「エイズ」はちょうど二〇一一年三月以降の「フクイチ」と同じように「興味と関心と憂慮と恐怖」を基底に日々繰り返される「隠喩的膨張」の中心にあったが、しかしいまやそのようなエイズの「流行・世相」は過去のものとなった。二〇一三年現在日本には一万五二二六人のHIV感染者が存在し、その感染経路は同性間性接触、異性間性接触、静脈注射によるものの順で多く、二〇代から三〇代の若者の間に最も多く起こっている。九四年には七一三人だったエイズ発症者は六九七〇人になっている。[37] それでも、いまエイズは日本において「流行している世相」とは決して言えないだろう。なお、前出のマジック・ジョンソンはその後も発症せずに、実業家として成功し、アメリカにおけるこれも精力的なエイズ活動家として政治的にも大きな影響力を持ち続けている。

エイズが「パストゥールのパラダイム」＝WHOの世紀を終わらせるものという隠喩として立ち現れたのには、ある象徴的な挿話の力も働いていた。一九九四年の段階ですでに、疫学調査はそれまでに確認された最も古いエイズの症例――アフリカでサルから人間に感染したウイルスが病気を起こし人を死なせた事例――の確認は一九五〇年代の欧米にまでさかのぼれるとしていた。[38] それはちょうどWHOの設立された時期であり、特にその象徴的事業として天然痘根絶計画が発表されたとき（五八年）から、この完遂が宣言された年（七七年）までを含んで、完全に平行してエイズが着々と八一年の「発見」のときを準備していたことを示していた。いま目の前で完成したばかりのものが、すでにその内部から破局していたのだと嘆くために、確かに材料は整いすぎているほどだったのだ。

だが今日では、私たちはサハラ以南で昨年一年間に一二〇万の人間がエイズによって死んでいる状況に慣れてしまったのと同様に、過去二〇年の間に、すっかり「エマージング・ウイルス」なるものに慣れてしまった(39)。鶏や豚を通じてインフルエンザが何度もその「人類総体」に対する致死力を更新して再来すること、抗生物質との分子レベルでの接触の結果として、結核や肺炎やマラリアといっ

(36) 近著に Paul Farmer, *To Repair the World*, ed. by J. Weigel, with a foreword by President Bill Clinton, Berkeley, University of California Press, 2013, および Id., Jim Yong Kim, Arthur Kleinman & Matthew Basilico, *Reimagining Global Health: An Introduction*, Berkeley, University of California Press, 2013. がある。

(37) エイズ動向委員会のとりまとめによる「日本のHIV感染者・AIDS患者の状況（平成二五年四月一日―六月三〇日）」（『病原微生物検出情報 *IASR*』、第三四巻第九号、二〇一三年九月 http://www.nih.go.jp/niid/ja/iasr.html [last consulted on 2013/10/3]）の示すデータ。

(38) M・D・グルメク『エイズの歴史』中島ひかる・中山健夫訳、藤原書店、一九九三年、四六六―四六七頁。

(39) 二〇一三年秋に刊行された感染症管理の教科書、Prakash S. Bisen & Ruchika Raghuvanshi, *Emerging Epidemics: Management and Control*, New Jersey, John Wiley & Sons, 2013. のインド人である著者たちは、特にアジア地域において警戒すべき「突発性流行病」として結核、ペスト、レプトスピラ病、デング熱、日本脳炎、インフルエンザなど一五の感染症を挙げ、それぞれについての予防・治療・感染拡大防止管理のマニュアルを提供している。さらにそのすべてに共通している基本的問題意識として、「バイオセイフティ（生物学的安全）」が掲げられ、消毒（手洗い）の重要性、体液、遺体、注射針、人体や動物の体の一部分の運搬における接触・汚染の危険性とその管理などが説明されている。同時に巻末では「バイオ戦」「バイオテロリズム」と、「蚊、ハエ、ネズミ、ゴキブリ、ノミなどの管理」についてもまとめられている。

た病気もまた、いったん獲得されていたはずの「治療」を無効にしてしまった状況に、すでに私たちは慣れているだろう。さらに言えば、現在では、エイズの発症の歴史は一九〇八年のカメルーン南部でのチンパンジーとひとりの人間の接触にまで辿れるとされ、そこからのウイルスの伝播の経路についても、八一年のアメリカでの「発見」の直前になされたハイチからアメリカへの――二人の男性の間に発生した性接触による――移動にいたるまでを、推察することができるとも主張される。[40]その説にしたがえば、エイズの蔓延は二〇世紀の初めから進行していたということになる。

これが「パストゥールのパラダイム」が実は当初から破綻を含んでいたのだということを意味するととるか、そのようには決して考えないかは、実際のところ両者ともまったく可能なのだというとことが、現状を見るとよくわかる。「究極的にはすべての病気をコントロールできる」という「パストゥールのパラダイム」は、もはや破綻したと主張することも可能にも見えるが、同時に「まだ完成されていない」と言うことも可能だからだ。そもそも、パストゥールとコッホの細菌病理学の成功の発端となった病気・炭疽は、家畜を通じて人間にも感染するために、同時代的に大きな問題とされていたのである。ならば、パストゥールらがみずからの成功の一〇〇年後にも動物由来の劇症性感染症が人類の問題となって残り続けるだろうと予言しなかったからといって、それを「パストゥール以降の歴史の終わり」と受け取る必要はないではないか――そう主張することは不可能ではないだろう。そのようにして、「この科学」の歴史は、いまもまだ続いている、そしてこれからも続いていくことを現時点で疑う材料は多くはない。

「誰かが死ぬっていうことを体験することは、自分が生きているってことを確認することだ」

――「愛する人をエイズで失くした後人々はどうやって立ち直るか」と語った後に続けられたマイケルズの言葉は、発話の意図を超えて示唆的なものである。「終末」と呼ばれるものが、しかし必ずしも「科学の歴史」に対して力を持たぬものに留まり得ること、およびその事実の源泉が、ここには示されている。

「科学」の周囲に張りめぐらされる「パラダイム」の磁力は、「生きている人々」に対する支配を決して容易に手放すものではない。「知の歴史」に挑み、私たちの「知」を問い質すことの意味は、おそらくそこにこそ存する。「歴史のなかで人類が進歩するという観念は、歴史が均質で空虚な時間をたどって連続的に進行するという観念と、切り離すことができない」[41]と書いたヴァルター・ベンヤミンは、「しかも、敵は勝つことを止めていない」[42]とも述べていた。そして言うまでもなく、「敵」は「生きている」我々自身によってこそ内面化され、そこにおいて勝ち続けているのである。私たちは「知」を行使し続けている。なぜ、どうして、その「知」でなければならなくなったのか？　なぜ、その「知」でなければならないというのか？

本当に？

（40）　David Quammen, *Spillover: Animal Infections and the Next Human Pandemic*, New York, Norton & Company, Inc., 2012, pp. 383-489.
（41）　W・ベンヤミン「歴史の概念について」『ベンヤミン・コレクション1　近代の意味』浅井健二郎編訳、久保哲司訳、ちくま学芸文庫、一九九五年、六五八―六五九頁。
（42）　同書六五〇頁。

7　疲れの病理学　――P・ジャネにおける「病気」と「治療」

1　不全という病理　――一九〇〇年に向けて

たとえば、「微生物学の祖」ローベルト・コッホが「このことは結核として認知されるべき病いの境界線を明確にすることを可能にする。それはこれまでは確実には不可能なことだった」[1]と宣言していたほぼ同じ時間に、一方で「心理分析」の提唱者ピエール・ジャネ（一八五九―一九四七）は、「しかしそれは、実際、言葉の問題でしかない[En réalité ce ne sont là que des jeux de mots]」[2]とやがて説明することとなる、その「疲労（fatigue）」と「疲弊（épuisement）」の理論の準備を進めていた。

一九世紀が、医学が戦いの道具であるという認識がこの上もなく信じられた時代だったことを、確認する必要がある。医学的言説はまさしくこの時間の直後、「医学のすべての分野とその各国における推進者たちは、みな同じ究極の目的を抱いている」[3]と宣言して、その「新しい」時代を築いていくことになった。「すなわち人間の身体とその内部の働きについての、そして有害な作用群とそれに対する防御の手段についての、できうるかぎり完全な知識を得る事である」[4]と迷いも疑いもなくその「目的」を語ることが可能だった空間と、そして「コレラは、不潔な人々によって、不潔な場所へと運ばれる、汚さの病気である」[5]と述べることに、これまでにない新しい確信が提供されていた空間において。ヒポクラテスが「医術」の構成要素として「病気」「患者」「医師」を名指して以来「これまでは不可能なことだった」、病いを個別認識するための新たな視線・技術を「病原菌同定」は提供した。そこでは、病原菌の「侵入」と医学と衛生学による共同体「防御」の軍事的関係が、ほとんど運命的なものとして認識されるにいたっている。

そしてその結果、医療の「現代性」を語るために、「疲労」なる要素の果たす役割は大きいものとなっていくだろう。同時にそれは、「疲労」の周囲において医なる行為が果たす役割が大きくなるという事実において確かめられることでもある。科学史家によって「今世紀前半の生物学者や医師のほとんどが、「現代的（contemporaine）」と認められる時代の始まりとして定めている」[6]と言われる一九世紀の後半という場面、そこでは以下のような問いが最も「今日的」な主題として、医師たちの間で議論されることが可能になっていた。「①あなたの［医師としての］経験は、英国人という人種が肉体的に退化しつつあるという認識をもたらしますか？ ②医療技術における偉大な進歩に、後に人類全体に支障をもたらすような多くの脆弱な生命を助けているということに対する、責任があるとあなたは考えますか？ ③スポーツの振興は、全体として、健康によい影響を与えるものですか？ ④今日の健康に対する注目が、それ自体が一つの病気であるような「身体の不都合についての不安」をかりたてているという考えを、あなたは持ったことがありますか？」[7]。

それらの問いへの医師たちの意見を総合すれば「国家的に身体上のなんらかの退化を心配すべきような根拠はどこにもない」との回答が得られたと報告しながら、『ランチェット』誌は「このような［退行の］増加のいかなる十分な証拠が示されるのか、我々は疑問に思う」と結論する。一方、その二〇日後には、これに対して読者（ただし、彼もまた医師である）が、「医師たちの意見を受け入れる前に、彼らが事実に真摯に向き合うために、いかなる方法論をとっていたのかを知りたい」と投書している。その上で、この読者はこう続けた。「文明とは、総じて、身体を改良していく傾向を持つものだ。だから問いは「我々は退化しているのか？」などであるべきではなく、むしろ「我々は良くなっているのか？（Are we improving ?）」であるべきなのだ」[8]。ここで肝心なのは、物事を問うための目盛りの設定でもあるのだ。

（1） Koch, R., "The aeiology of tuberculosis," trans by Mr.&Mrs. M. Pinner, *Source Book of Medical History*, New York, Dover Publications, Inc., 1942, p. 404.
（2） Janet, P., *La médecine psychologique*, Paris, Flammarion, 1980［1923］, p. 82.（ジャネ『心理学的医学』松本雅彦訳、みすず書房、一九八一年、一三六頁）
（3） "Presentation Speech（1992）," *Nobel Lectures; Physilogy or Medicine 1901-1922*, Amsterdam/New York Elsevier Publishing Company, 1967, p. 2..
（4） Ibid.
（5） Hart, E., "Cholera, and Our Protection against It," *Nineteens Century*, London, 1892, p. 632.
（6） Gremek, M., *La Première Revolution Biologique*, Paris, Payot, 1990, p. 8.
（7） "Are We Degenerating Physically;?," *The Lancet*, London, Dec. 1, 1888, p. 1076.

精神医学の歴史を書いたアンリ・エレンベルガーの一九世紀末ヨーロッパについての記述、「この堅固で安定した生活の基盤というものは、建築にも反映されている。銀行やホテルは要塞のように立派な壁で建てられ、民家も多くは石の塀に取り囲まれていた」(9)は、堅固さが壁という人工物によってもたらされる場合、それが最大の具体性をもって「安定感」なるものを人々に可視化するとともに、同時に本来的に「被造物」としてその壁自体の不安定を示すだろうことを、この時代の特徴的な空気として私たちに知らしめる。

労働、環境、食物、生活様式、運動、娯楽、そしてそれらすべての統合としての「都市生活」が人間の身体にもたらす影響についての関心は、いかなる形をとるにせよ、この時期の「先進諸国」の生活を支配するものであっただろう。この関心は、第一には彼らが劇的な科学・技術の発展の結果として、新たな労働と生活の様式を生きる最初の世代であったことから来る無知の感覚によって、第二にはそのなかに経験として認識されつつあった「新たなる不調」によって、そして第三には、生物としての人間が「堅固（stable）」なものではないと主張するのが可能であること、すなわち、それがある時間軸のなかで良くも悪くも変貌していくものであるという「種」にかかわる「新しい」観念が最近に与えた衝撃とに支えられている。また、そうであるからこそ、この「人間」という存在を守ることの「科学」として、その関心と不安は、医学あるいは生理学からの応答を求めることになる。

「脆弱な生命」の概念が対置されるのは、まず第一には「強い生命」である。だが、同時にこの「弱さ」への言及は、「病い」の形態として、「疾病」に対比すべき一つの性質あるいは状態へと向けられた、もう一つ別種の視線を描き出すことができる。「生き残っているものの状態」の「不都合」、つまりまったくの「体質」こそが問題であると、そのようにただ語ることができるようになったのは、明らかに医学にとっては一つの勝利宣言であった。医師が患者を挟んで病いと構えることになる戦いは、その戦果において、いまや生と死の交渉だけではないのである、と。

状態としての「疲れている」ことを問いの主題とするためには、何より、まず「生き続けている」生体が要求されるのではなかったか。そして人が疲れていることを語るために、すなわち人が生き続けていることを前提としなくてはならないと設定するならば、たとえばジル・ドゥルーズが「疲労」について述べている事実、「可能なことは派生したものにおいてのみ、つまり疲労においてのみ実現される」[10]に、ある種の「科学」がこの時代、生の状態についてみずからが語れることと信じ、語ろうとした内容は、その質において間違いなく一致するのではないのか。

「神とは起源的なもの、すなわちあらゆる可能性の総体である」[11]。持続の後に新たに現れるのは、実現の問いであり、そこに現れたのはまさに個々の「事例」における生の可能性の「表現」の問題にほかならない。そこで何より対比されるのは、個体における生と死ではなくなるだろう。それは

(8) Gwynne, C. N., "Are We Degenerating Physically? - To the Editors of The Lancet," *The Lancet*, London, Dec. 22, 1888, p. 1257.
(9) Ellemberger, H. F., *The Discovery of the Unconscious*, New York, Basic Books, 1970, p. 254.
(10) G・ドゥルーズ&S・ベケット『消尽したもの』宇野邦一・高橋康也訳 白水社、一九九四年、八頁。
(11) 同箇所。

むしろ、そしていまや、全と不全の目盛りへと向かうのである。

2 精神と病理、病理の行動 ――P・ジャネ的精神病理学

ピエール・ジャネの精神病理学は、なぜあれほど「同時代的」には尊重され、しかしその後「ポンペイのごとく灰殻の下へ埋もれた」（エレンベルガー）状態へと置かれることになったのだろうか。すなわち、「ちょうどこの時期、ウィーンの医師、S・フロイトがサルペトリエールに来て、この種の研究に関心をもっていた。［…］フロイトは私の使った言葉を変えて、私が心理分析［analyse psychologique］と呼んだものを精神分析［psychoanalyse］と名づけ、意識と四肢内臓の運動との総体、つまり外傷性記憶［le Souvenir traumatique］を構成してそれに結びついているものの総体を名づけるために心理系［systeme psychologique］と私が呼んだものにコンプレックス［complexus］という名を付した。また私が意識の狭窄［un retrécissement de la conscience］と呼んだものを抑圧［refoulement］として考察し、心理的乖離［une dissociation psychologique］ないし精神的解毒［une désinfection inorale］と呼んだものにカタルシス［catharsis］という言葉をあてた(12)」とジャネ本人は認識していたその場所で、何が起こっていたのだろうか。私たちはここで、「疲労」と「疲弊」の助けを借りてそれを辿ってみる。それはちょうど、ジャネがこの二つの概念を案内役に据えることで自身の目の前にあるものを語りきれると、おそらくそう信じていたことに、その根拠を置く試み

である。

すぐれた臨床心理学者であったジャネは、「我々はすべての心理学的な事象を行動の用語で語るべきなのだ」[13]という確信から、みずからの病理学の言語的表現を開始させていた。「第一には、患者によって使われる「意識の言語」がある。これは精神のうちに起こるあらゆる正常な出来事も病的な出来事も描写する。[…]一方、精神障害の器質的な状態を研究している者たちは、「自然科学の一般言語」および医学の一般言語を使うことになる」[14]。患者はきわめて豊富に、けれど主観的に――つまり「一般的」でなく――、起こっていることを語るだろう。他方で、「医学／科学」はできる限り客観的にそれを記述しようと試みるが、しかしなんらかの器質的挫傷や身体症状をいくら書き取っても、その症状の出現の仕方それ自体の異様さという、この病いの本性を精確にとらえることはできないだろう。どちらも、臨床で治療行為を行なう理論のためには不充分ではないか。だから、とジャネは言い、そしてそこに「行動（la conduite）」の言語を提案する。そのとき、「神経症障害を、心理的力の疲弊として解釈することには、誤解によって混乱することがしばしば起こりうるだろう。その最大の原因は、行動障害を語るとき二種類の異なった言葉が継時的・同時的に用いられるところから来ている」[15]ことは彼によって正しく理解されていた。それでも、ジャネは明快

（12） Janet, *La médecine psychologique*, p. 24. 邦訳三九頁。
（13） Janet, P., "Psychological Strength and Weakness in Mental Diseases," *Factors Determining Human Behavior*, Cambridge MA, Harvard University Press, 1937, p. 64-65.
（14） Ibid.

な結論を提出する。「しかしそれは、実際、言葉の問題でしかない」。

ジャネにおける「疲労」と「疲弊」の病理学的地位を見るためには、彼にとっての「行動」の仕組みを理解しなくてはならない。ジャネによって、「疲労」と「疲弊」は、「行動」の裏側で作用する基本原理として設定される。そのとき、ジャネが治すべきものと見なしていた行動とはどんなものだったのか。ジャネの記述によれば、ヒステリー患者の症状の内部には、ある記憶の一群によって形成されている「下意識（la subconscience）」が働いている。この記憶は患者の覚醒時にはまるで忘れ去られているが、催眠状態においてみると、患者自身によってはっきりと語られることができる。「一八八四年から八五年にかけての講義で、彼［シャルコー］は、外的事件が病気の原因ではなく、この事件が残した記憶、《患者がその事件にたいして抱いている考えや固着観念［préoccupations］》こそが重要な役割を果しているのだと述べている」が、「私自身はいま少しくこの考え方を拡げ、同種の神経病的諸障害は、目に見えるほどの傷ではなく、ちょっとした情動を揺さぶるようなごく単純な出来事からでも起こり得るのだと考えていた。この外的出来事の記憶が多様な感情の襞［cortege］を伴って同じ形で持続し、それが直接的間接的に病気の症状を決定するのである」[16]。

ある個体において、出来事・情動・行動をすべて包み込んで、この「記憶」は意識の表舞台から分離しつつ自己を保存し続ける。「そして私は、一八八九年、この意識変容を《解離による下意識［subconscience par désagrégation］》と呼んで記述しようとした。この解離、すなわちある種の心理現象が特殊な一群をなして忘れ去られるかのような状態は、さまざまな原因、とくに感情的動揺によってひき起こされる疲弊と関係があるように思われた」[17]。「疲弊」とここでジャネが呼ぶある負荷が、記憶に「外傷」性を加えるものであるとして、この外傷性ごと記憶を抱え込んでしまっている個体を、医師は患者として前にすることとなる。この場面で医師が為すべきこと——「治療」——は、患者の行動とその背後にある彼／彼女の心理的総体（すなわち記憶）とのつながりを「分析」し、その関係を紐解いてやることである。「固着した考え［une idée fixe］は危険である。なぜなら、それらはいずれ人格から解離し患者の意志がもはや及ばぬ一群の現象に属するようになるからだ、と考えられるからである」[18]。あるいは、「記憶のこの異常な形態を作っていた過程は、やはり同じようにヒステリー症状を作っていたのである」[19]。抱え込むのではなく、「覚醒」している「意識」のなかに、この記憶が随意的に再現され、語られることを可能にすること。それができたときに、この記憶は記憶中に遂行されていた「行動自体」を、ひたすら個体に再現・反復させること——すなわちそれがヒステリーの「症状」そのものである——を停止する。そうすれば患者は、「行動すること」によって「傷」を「思い出し続ける」ことから、解放されるだろう（「精神的解毒」）。

まさに「精神分析」と見えるこの営みについて、そしてそのためにやがてフロイト／ブロイアーの後継者によってジャネが彼の言葉のちょうど鏡写しのような表現で「盗んだ」と中傷されること

（15） Janet, *La medicine psychologique*, p. 82. 邦訳一三六頁。
（16） Ibid., p. 23. 邦訳三七頁。
（17） Ibid. 邦訳三八頁。
（18） Ibid.
（19） Ibid., p. 24. 邦訳三八頁。

となった理論――神経性障害治療についての新しい認識――について、しかしそのような着順争いは、ここでは重要な意味を持たない。彼らの間で同時代的に起こったことに注目するならば、それは精神の構成についての視覚の決定的な転回であるか、あるいは少なくとも、その転回の萌芽であったことに間違いはない。

彼以前までに存在していた精神療法を大きく二つに分類して、ジャネはそれらを「倫理的なもの」と「かなり正確で、心理学的現象を利用したもの」と説明した。[20] 前者には宗教儀式的なもの、クリスチャン・サイエンス、医学的説得療法が含まれ、後者には催眠療法、休息療法等が挙げられる。両者のうち、ジャネはこの「不確かなもので漠然とした心理学的所見にのっとったものであり、その本質は見極めがたい倫理的な特性である」[21] 前者の事例について、「その観察された事実は正確であろう。しかしそれに与えられる理論は正確さを欠き、少なくともきわめて不完全な場合が多い。一部の患者には実際成功した、しかし彼ら［治療者］が何を施したのかが考察されていないし、その成功を、たいした役割を果しているとは思えない事柄のせいにしている」[22] と言う。ここでジャネが注目しているのは、しかしこの「倫理的（morale）」な方法の不正確さ自体ではなく、むしろそれがこれまでに確かに有効であったことがあるのだという事実の方である（彼はそれを、「火のないところに煙はたたない」と表現している）。彼が「万能薬（thériaque）」と呼ぶこの前者が「不確か」で、したがって体系に欠き、知的な継承・適用に耐えないのは「当初人びとが考えてもみなかった事柄、つまり治療と治癒に介入してくる事実と法則が複雑であることに由来する」[23] のであるが、同時にここで正しく理解されるべきは、この「複雑」に応える複数の方法の有効な「配置」が、図らずしてこの thériaque によって、一括的・包括的に提供されていたということの意味である。ひるがえれば、この「万能薬」の在り方こそが合わせ鏡となって、精神の成り立ちへの手がかりとして立ち現れる。「このような特徴は何も精神療法に限ったものではない。あらゆる科学が発展する途上にあらわれるものである」[24]。ここには、ジャネのこの時期の科学者としての、すぐれた「現代性」が呈示されている。たとえば、彼は「物理学は電気一般をそれぞれ違った名前で記載するのではなく、電気現象そのものを分析しなければならなかった」[25]ということを正しく知っていた。すなわち、電気なるものについての伝説が「霊的」であることの克服云々が重要なのではなく、むしろ日に見えたままに見る・語るということの示しうる、若々しい「科学性」において。

具体的には、ジャネはその姿勢の実践を、自動症の分析を通して催眠術（サルペトリェール派）と暗示（ナンシー派）の二つの技法を対立から解放する手続きのなかに示している。ジャネは、「自動症」と呼ばれる意志および意味を伴うことのできない行動の発動を、彼独自の「行動」と「傾向」と「エネルギー」の観点から説明した。そのときジャネが示した態度の革新性は、これらの行

(20) Ibid., p. 51. 邦訳八四頁。
(21) Ibid.
(22) Ibid., p. 59. 邦訳九九頁。
(23) Ibid., p. 60. 邦訳一〇〇頁。
(24) Ibid., p. 64. 邦訳一〇七頁。
(25) Ibid.

動を単にある人格の消滅や停止・征服によってもたらされているものとしてではなく、むしろそこにいたるまでの過程、人格内に生じたこれらの傾向やエネルギーの配置および状態の、外面的な「表現」として理解しようとした点にある。「患者は、催眠状態におかれたときだけ、「外傷性記憶からの」自分の遁走とその理由を語ることができるが、覚醒時には全く忘れ去ってしまっているように見える。ここでは、その忘却が本物であるのか、患者の詐病［simulation］であるのかが問題ではない。意識の特有な変容が問題となるのである」[26]という彼の決定的な認識は、そこから獲得される。「真の忘却」と、「矛盾した忘却」としての「詐病」との、そのむしろ「倫理的」な区別が唯一「忘却」という「行動」として解消されるとき、ここで見られているものとは異状としての人格の複数性や崩壊ではなく、むしろ人格なるものの本来的な複雑性と、そしてその表現態としての外観の統一性をいかに管理するかという問題にほかならなくなる。心理現象を「行動」の言語で記述することと、そして「行動」という観点から心理現象を考察すること、このジャネの原則の意味は、こうした文脈の上に現れたのである。

3　病理としての「疲れ」——人間という収支における

この人格の複雑とその精神・表現・行動にいたるメカニズムを描写するために、ジャネは有名な三つの心的装置の組み合わせ——すなわち、心理的力（force psychologique）、心的傾向（tendence）、心的緊張(tension psychologique)の基本概念を画定した。

数々の行動への内的傾向である「心的傾向」はその実現のために「心理的力」を消費するものであり、この数々の行動への傾向を統合して管理するのが「心的緊張」である。「心理的力」が消費されすぎたときに、「心的緊張」が弱まり途切れるならば、この三者の経済的なバランスを制御する機能は失われてしまうだろう。「経済論的心理学／心理学的検約(la médecine psychologique)」が語られる場となる、このジャネの三つの心的装置の運動についての視点がここでとらえようとするのは、病んでいるもの・異常なものとしての「貨幣そのもの」の質ではない。それはむしろ、ただあらゆる者によって共通に使われているその貨幣の「使われている様子」、すなわちその流通の形態の問題である。

たとえば、理由もなく帽子屋を見ると帽子を買ってしまい、駅を見るとマルセイユ便に乗ってしまう「ノフ……のケース」。このような自動症的な行動においては、要はその行動につながる「心的傾向」(「買う」・「乗る」)が無制限に発現しているにすぎない。「心的傾向」とは、ある行動を行なおうとする心理現象の内在可能態とでも呼ばれるべきものであり、この傾向は、与えられる刺激に応じて、「正常」な場合には状況の「必要性」を満たすように、「異常」な場合にはなんの脈絡もなくただひたすら、「自動的に」その身体をしてある行動をとらせる機能的な心理装置である。ジャネの認識では、この傾向には生得のものと、個人の発達のなかで獲得されていくものとがある。

(26) Ibid., p. 23. 邦訳三八頁。

「実際、どんな行為もひとたび遂行されるや、それを再現する傾向が生じ、新しい心的傾向となる」[27]。発達の過程で「学ばれる」傾向の方が、より「高次な」「反省的」性質を持つ（たとえば、「大人」は「要らない」帽子を「買わない」）。したがって、「こうした傾向が相互に制止し合い、連合して協同作業を営む様子は、同時にその階層段階に応じた完成度の程度を表すことになる」[28]。

同時に、これらの「傾向」が発現するときには、そこに一定の生物学的エネルギーが発動している——このエネルギーが「心理的力」と名づけられたものである。どの心的傾向にも、それを行動として具体化するために必要な一定の心理的力というものが常に貯えられているとジャネは考える。この力は各々の行動の実現において消費されるが、一つの傾向に見合った心理的力の必要定量というものは、それぞれの個体によって生得的に異なる。この個体差がそれぞれの「人格」の性格的傾向を形成するような、つまりより発現しやすい「心的傾向」たちと発現しにくい他の「傾向」との差し引きの総体である、ある「行動」という表れをもたらすことになる（たとえば、いくらでも本を読み続けることはできるが、子どもに勉強を教えることは持続できない「婦人のケース」のように）。さらに、この個別の「傾向」へと「分配」されることとなる心理的力のひとり当たりの財産の「総量」もまた、個人の資質で異なっている。この総量はその個体の全体的な「活動性」、ひいては性格的な傾向としての強靭さと脆弱さを、結果としてもたらすことになるだろう。

この心的傾向と心理的力の発動とを制御する管理力・集中力＝tensionが、三つめの「心理的緊張」である。この「緊張」が、「傾向」の無秩序な発現やそれに伴う力の無駄遣いを制御すること、あるいは、発達の過程で獲得された新たな心的傾向と既存の傾向との兼ね合いを成立させる。「暗示現象の本質をなす衝動の誘発は、いわばこの低次の心的傾向を活性化することに他ならず、高次の傾向を活性化する代りに完成度の低い段階のものを呼びさますことである。[…]もし、高次の心的傾向のコントロールから抜けだして低次の傾向が活性化すること、なかんずく〔心的傾向の発現の〕反省的承認に代って直接的承認が誘発されることを一般に自動症的 automatique と呼ぶとすれば、暗示による諸治療の本質は、高次反省作用の代りに自動症的活動を呼び起こすことだといえよう」[29]。「暗示」による行動の操作というものは、この心的緊張による各「傾向」の管理を暗示者がいわば乗っ取って、その傾向の配備および発現を恣意的に行なうことを意味する。一方で、この心的緊張の管理を低下させること、すなわち心的傾向に序列が生じる「以前」の状態にまでこの緊張の「張り」を緩めてしまうこと、それが「催眠術」の本質にほかならない。よって両者はその内容においては同質である。「夢遊状態はただ単に正常人格の停止ではなく、他の心理傾向の発露展開でもある」[30]。緊張が低下することによって心的傾向のなんらかの配置が維持できないということ、あるいは逆に、緊張が維持できないような、つまりはそもそも限界を超えるような心理的力の消費を求める配置が、この緊張の低下の内部にあるかもしれないこと。それらが、繰り返すならば、ある「異常」な意味をその状況のなかに示さずにいられないなんらかの「行動」として、結果的に、

(27) Ibid., p. 71. 邦訳一一八頁。
(28) Ibid., p. 72. 邦訳一一九頁。
(29) Ibid. 翻訳一一九—一二〇頁。
(30) Ibid., p. 70. 邦訳一一六頁。

個体上に「表現」されることとなってしまうのだ。それゆえに、ジャネはそのような「異常」を前にしたとき、そこに存在している「心的傾向」そのものは「もともと非常識［absurdes］なものではない」[31]と知っている。そして、しかしながら、「患者」はその「使い方」を「間違っている」ことも知っている。したがって、病理学は次の問いへと合流する。ではその配置は、いったい何の影響力のもとで形成されているのか。なぜ、彼らは「間違って」しまうのか？　ジャネが「疲労」と「疲弊」について語るのは、その問いに答えるためだ。

傾向、エネルギーと緊張。この心的装置のなかで行動を管理する為に決定的な役割を担っている「疲労」と「疲弊」。それらがここでは、「行為する人間」の病理学を支配するだろう。

第一に、「疲労とは人を休息に導く状態以外のなにものでもな」く、「疲労感は、一種の心的傾向、つまり休息行為への欲望が活性化された段階」である。[32]ジャネによれば、疲労感とはこうしたある心的傾向の発動の産物に「すぎない」のであるから、したがって「疲労とは、もともと正常な状態であり、健康の乱れではない、だから神経症について語るときには「おそらく、当初から疲労という言葉を用いるには問題があろう」[33]。

説明は続く。再び繰り返せば、心的傾向には、生得のものと、個体の成長のなかでの経験や「見本」から学ばれるものとがある。よって、ある人間が一つの状況に最も「良く」対応できる行動の心的傾向をすでに獲得しているときに、他の者はそれが遂行できず（その行動を実現するための傾向を持ち合わせておらず）、より「低次」の行動で間に合わせたり、あるいは両者が「同じ」一つの行動をとってその場をしのいだとしても、それぞれの資質に応じた――あるいは資質「それ自体」である――その行動に割り当てられた心理的力の量によっては、一方にとってはさほどの負担ではないが、他方にとってはこの上ない力の消費となる場合もありうる。だからこそ「［それ自体が一つの傾向の発現である］疲労にも、心的階層のさまざまな段階に応じて、それを直接的に信じ込む場合、反省的に確信する場合、体系的に考える場合など」があり、またそれが「現実の心理的力の衰退とは必ずしも一致せず、まだ多くの心理的力を残していながら気の弱い人には強く感じられる」こともあるだろう。(34) そうであっても、最終的にはそれが「休息」という一つの効果へとその生体を辿りつかせたり、あるいはなんらかの形で、同時に進行している他の傾向の発現／心理的力の発動・消費を制御することになるならば、その点において、この「疲労」という傾向の発現は、意味と価値を持つことができる。そして、この価値の大きさは計り知れないのである。

しかし、「一方に、力の貯えをすっかり使い果した真の患者に疲労感のない場合がある」(35)。そのとき、「このような病的状態を問題にする場合、《疲弊［épuisement］》という言葉を用いた方が正しいのかもしれない」(36)。「正常な疲労なら行動を停止することで避けうるが」、「それを停止できないこ

(31) Ibid., p. 150. 邦訳二四九頁。
(32) Ibid. 邦訳一三〇頁。
(33) Ibid.
(34) Ibid.
(35) Ibid.
(36) Ibid.

と」にその病的状態の表現があるような状態は、したがって逆説的に「動く、続ける、反復するなどの行為から生ずる行動障害」として「しか」作用できない[37]。そこに表現される「行動」は、明らかに「疲労」が持っていたような合目的性を示すことができない。

そこに起こってしまっていることを心的装置の配置で説明すると、ある一つの心的傾向が「無意味に」発現され続けることによって、つまりは心理的力が浪費され続けているのである。このような浪費が起こっているのは、それを制御する（他の心的傾向によって現在の傾向を抑止させる――すなわち、これこそが前述の「疲労感」の役割そのものである）心的緊張の管理が、この「いま発現してしまっている傾向」へと割り当てられた異様な心理的力の配分に勝てないからである。同時にそれは、全体性としての心的緊張を保持するだけの心理的力が、そもそも総体として不足していることを意味する。視点を逆にしてみるなら、そこで総量としての心理的力を「不健康」なまでに消費し、不足させてしまっているものこそ、最悪にはそこにある力の枯渇にいたるまで貪欲に自身を実現させ続けようとするなんらかの心的傾向、あるいはそれへの執着というもの、その存在それ自体である。「疲弊」とは、その執着の産物である。

一つの流れとして、この「行動」と「疲労」と「疲弊」の仕組みがある「病態」へといたるモデルを見てみることができる。それ自体がまず、ある心的傾向の不備（未発達）、または心理的力の総体の不十分という個人の資質から開始される。その環境に降りかかる一つの出来事、そこで「その出来事に対し患者が十分準備できていず、生活上の混乱や不均衡が生じて、適応してゆけない[38]」という事態に陥ったとき、この出来事はすでに外傷性を獲得する契機をつかんでいる。

ここに出来事が起こる。彼／彼女は対応する。そこには二つの結果の可能性がある。第一に、とにかく状況が終息する、なんらかの間に合わせの心的傾向の発現による行為が、代替的にこの状況を上手く乗り越えさせ、あるいは状況が外的に変化して、なんとか解決してしまう場合。これはこの個体にそれを外傷性のある記憶として保持させることはせず、ただ彼／彼女の発動した心理的力に見合うだけの感情的動揺＝抑鬱感――それは休息へと向かう疲労感と同じ原理に則るものとジャネは考えている。「症状という見方からすれば、感情的動揺と疲労との間に明確な差異はない」[39]――を与え、すなわち「休息－回復」のサイクルへとこの個体を導いて、状況を解決する（心理的力を回復させる）だろう。

しかし成功は常に約束されたものではない。不十分な対応に出来事が降りかかった場合、この出来事はただちには収拾されることができず、新しい展開が始まらざるをえない。

状況が続行し、新しい展開が始まってしまった場合。そこにはさらなる対応の必要性が生まれている。ここにはもとから生じている準備不足に加えて、その直前に試みられた対応によって消費された分（そしてそこにはこの経験のもたらした感情的動揺が消費した分も加算される）の心理的力の不足という、二つめの負荷がかかっており、したがって初回よりさらに深刻に、対応できる心的傾向

（37）Ibid.
（38）Ibid., p. 98. 邦訳一六二頁。
（39）Ibid., p. 81. 邦訳一三四頁。

の可能性を狭めている。このとき選ばれうる成り行きは、以下の三つとなる。再び先ほどと同じ行動を初めから開始すること。心理的力の配分と行動の組み合わせを変えて、やり直してみること。それから、この行動を放棄して、ひとまず諦めること。

経験のなかで学ばれていく心的傾向の階層性を思い起こすならば、この三番目の選択は「新しい行動の発生」、つまり目的自体の転換と事態の昇華というより「高次」に存する行動を、内的に新しく「傾向化」する経験にほかならない。また、二番目の選択はそれに準じる「新しい組み合わせの開拓」であり、傾向の発現自体のバリエーションに発展をもたらす、「学習」の契機となるかもしれない。ところが「あるひとりの人間が体質的に愚鈍であるか、疲弊して抑鬱状態にある場合」[40]、その人間はもはや自分が「それをできない」ということを理解することも、諦めることも、異なる方法を試すこともできない。結果としてそこに起こるのは、「低次」の行動の、ひたすらの繰り返しだけとなるのである。

「この際限のない行動の繰り返しは、それ自身高くつくだけではなく、出費を著しく高め、次第に強い疲弊をひき起こしてゆく。すでに当初より不十分不適切であった行為は、この疲弊の影響を受けてますますそぐわないもの、異常なものにすらなる」[41]。最初の出来事はここにいたり、もはや完全な外傷性をもって、この精神を惹きつけ続けるものとなっている。力は一つの行動、意味を成しえない行動、ただそれだけのうちに消費され続けることとなる。あるいは、この心的傾向は繰り返され続けることによって、貯えていたその実現のための力をすべて使い果してしまう。つまりは、一つの行動の傾向としての可能性それ自体を、やがてこの個体は失ってしまうだろう。「それは、

［…］われわれが記憶の中で絶えず構築している生の歴史（物語）récitにもはやなりえず、人格に正しく同化されもしない」[42]。

残るのは、ただ積み重ねられる「行動」のみだ。この「生の歴史」から「解離」した出来事についての「経験」の総体、それが最終的にはジャネが「下意識」と呼ぶものを形成することとなる。力と傾向の持ち合わせの不十分さのために、あらゆる意味において「終了すること」のできなかった出来事は、反芻され続けることによって力を吸い尽くし、吸い尽くされた力はもはやそれを停止させる「心的傾向」、つまり「疲労」を発生させることにすら、十分なだけの量を残していない。こうして、ここにジャネの「患者」は誕生する。それは言い換えるならば、疲れきってしまった「可能性」の惨状との対面であった。

4　ジャネと「治療」――「疲れ」はどこを目指すか

ところでその同じときに、「現実に患者たちがやってくるのは、完全な人間として行動できない

（40） Ibid.
（41） Ibid., p. 100. 邦訳一六四。
（42） Ibid.

から」[43]だとジャネは言ったのだった。しかも「患者とはいえない人びとにもいろいろな点で、多彩な形で、かつ若干薄められた形で、精神障害のあることが認識されるようになるだろう」[44]ということは、そもそも患者の「持ち金」が「非常識でない」と考えていた彼にとっては、まったく自明だっただろう。ただしジャネは、先に引いた言葉にドゥルーズが続けていたようには、すなわち、「ところが人は生まれる前に、つまり自己を実現したり何にせよ何かを実現する前に、もう消尽しているのだ」[45]などとは決して言わない。「患者がやってくる」ことと、「完全な人間として行動できない」ことの「現実（réalite）」が彼の面前に成立している。そして何より、彼は「医師」である。

ジャネの治療例は、奇妙なまでに日常語に満ちている。その日常性はたとえば、「治療者自身が患者の外的環境を変えるような行動をとり、患者の求めている解決をひき出してやること」[46]を「治療」の主要な内容の一つとして掲げることから開始される。その、まるで弁護士のような医師の「調整」は、実際に「患者」が結婚生活、結婚・離婚の決定、家族関係、肉親の死などの「現実生活の煩わしさ（les difficultés de la vie actuelle）」に「ひっかかって／躓いて」いることが「疲弊」の原因、つまり「固着した観念」だと見えるときには、実に「行動的」に、その遂行や解消あるいは中止を目指すものとなる。[47]社会生活の苦手な患者には、ひとりになれる場所をしばらく提供してやることは有効だし、あるいは、家族から引き離してやるよう手を貸すのも大切である。「たとえば、周囲の人たちが元気で、心理的力の弱い患者たちをあまりに世俗的で煩わしい生活にまき込んでしまったり」する場合などは、なるほど「実際、家族から離れれば、沈み込むこともなくなり、生き生きとした感情を取り戻すことがあるのである」から。[48]

医師であるジャネは、程度の大小はあれ、すでに疲弊してしまっている患者と出会うことになるのだから、まず為されるべきは、患者が「何のために」その「異様な」行動をとっているのか、あるいは「どの時点で」その力を枯渇されてしまったのかという、この人間の歴史を解き明かすことである。そこにはなんらかの持続的な「無効な」力の消費が内在されているはずなのだから、何よりそれを停止させなくてはならない。そのために医師は、「禁止」することを許されている。休息療法は、この「停止」の効果において、これまでもこれからも有効であるだろう。

次に必要となるのは、これまでに使い果たされてしまった「財産」であるところの「心理的力」を一定の量まで回復させることである。そのためには、心的緊張の適度な刺激による興奮が効果を持つだろう。ここでは簡単な「日的」の設定、作業療法が採用される。与えられた作業を繰り返し、有用な「行動」自体を思い出させること。その上で「遊び」や「真似事」を通じて、なにかを「終了させること／完遂させること——「終了／完遂」で得られる「昂揚（excitation）」が、心理的力の発生へとつながるように。心理的力の使い果たしがなんらかの心的傾向

（43） Ibid., p. 135. 邦訳二二五頁。
（44） Ibid., p. 161. 邦訳二六五頁。
（45） ドゥルーズ＆ベケット『消尽したもの』八頁。
（46） Janet, *La médecine psychologique*, p. 141. 邦訳二三八頁。
（47） Ibid.
（48） Ibid. 邦訳二四二頁。

を失わせるまでにいたっている場合には、暗示による「自動症」的訓練も有効でありうるだろう。その、外観においては確かに「意味」を持ちうる行動の反復の内部に、いつか患者の「意志」が取り戻されたなら、それは間違いなく人間的行動の「快癒」となるであろう。

その上で、医師がさらに患者に援助を与える余地があるとすれば、それは患者が滅多やたらに「行動」して、せっかく回復しつつある心理的力をふたたび「浪費」してしまうことを防ぐように、その心的傾向の内的配備を調整してやることである。患者の持っている心的傾向は「もともと非常識なものではない」。しかしながら、患者となる者はその「使い方」を「間違って」いるのであり、そして彼らの多くがすぐに「疲弊」を再発するのは、「下手に動き回るからであり、自分の望むものを手に入れられず、心的傾向が疲弊して十分活動できなくなっているのに、同じ行動を繰り返そうとするからである」からだ。それならば、「医師の役割は、この衝動を取りのぞくことよりも、むしろそれを調整してやることである」[49]。逆に言えば、「一つの比喩を用いるとすれば、それら病気は、基本的には、経済的に破産し、貧困に落ち込んだ状態のいろいろの表現にすぎない」[50]のだし、しかもそうだからこそ、そもそもこの「状態」の「治療」が可能になるのである。患者における「流通の形態」と、その表現としての「完全な人間として」の「行動」とを、よく一致させること。ジャネが目指したこれ以上に、果たして「正しい」医師としての仕事がありうるだろうか？

「行動」において表現されていること、その本質とは「心理学的力」の「経済（les économies）」であり、そしてそこで有効でありうる戦略／治療は、この「力」の「倹約（l'économie）」であるとジャネは言う。その「経済状況」の表れが「疲労」度であり、そして同時にこの「疲労」は、「倹約」の効果を担って、他の傾向の発現を停止・制御する。「疲労」はそれ自体が、ある特異の「行動への傾向」でもある。「疲労」がみずから発現しながら回避しようとするもの、それは心理学的力の使い尽くしであるところの「疲弊」という状態にほかならない。

「疲弊は、反応ではない。疲弊とは、心理的な力の減少という特徴を持つ、生体（organism）の特定の状態である。反対に、疲労および疲労の感覚は反応であり、もとよりこの疲弊という状態によって規定された行動の特殊な形態である。そしてこの反応および形態は、つまり、疲弊を制限すること、この疲弊が完全になり危険を及ぼすにいたるのを防ぐことを、その目的としているのである」[51]。「疲労」は「行動」において――そこにはポジティヴ（遂行）／ネガティヴ（停止）両方の「行動」が観察されるだろうが――その「形態」を獲得する。同時に、「疲労」がその存在を示唆しつつ、来るべき影響を恐れもするのは、より内部での「疲弊」の進行である。よって「疲労」とは、なんらかの表現をすることによって「疲弊」の制御を実行する、生体の自己維持機能である。だから、「疲弊と疲労の違いを忘れてはならない」[52]とジャネは忠告する。「疲弊」とは、生に危険をもたらすものである。そして「疲労」なくしては、個体は生を正常に維持することができない。「疲労」なくしては、個体は生を「正常に」維持できない。生が全でなくなること、そのような

（49） Ibid.
（50） Ibid., p. 107. 邦訳一七五頁。
（51） Janet, "Psychological Strength and Weakness in Mental Disease," p. 90.
（52） Ibid.

ものとしての「異常」において、ジャネの説明を借りるならば、失われているのはあるべき諸々の「行動」の可能性であり、この可能性の消滅を指して、状態としての「疲弊」と呼ぶ。ひとの「行動の発現」に、「疲労」が付随するのは運命的である。「行動」においては常に可能性を支える「力」が消費されているのであるから。この「疲労」の「度合」、「状態」、「組み合わせ」が重要である。それらの「表現」は、一方ではさらなる「行動」へと受け渡されるだけだが、また一方では「病い」という危機を形成することとなるだろうから。あるいは正確に述べるなら、「病い」と呼ばれるべきような「行動」としてしか、「それ」はいつしか表れることができなくなるだろうから。

よって、「疲弊」と「疲労」は可能性の前で、ある目盛りを形成する。「疲労」は心理的力の消耗の表現であるが、一方でこの消耗それ自体は、心理的力の構成する一つの総体にとっての可能性の疲労でもあるのだ。この不全性が、その内容である消耗を回復するために「疲労感」を実現する。したがって、この瞬間には「疲労」は消耗の結果でもあり、消耗への対処・処方でもあると言える。

ところで「疲労」というこの「消耗の効果」は、一方では「休息−回復」という効果を呼ぶ一つの契機でもあった。そしてそのとき、休息へと向かうこととなる個体の経験する「疲労感」、それは、間違いなくここで消費されている一つの「内容」、そこに起こっていることの意味そのものでもある。そこで「治療」されなければならないもの、それがつまり「疲弊」であり、そしてその両義的な表現である「疲労」状態なのであるとすれば？　「苦しむ者は叫び助けを求め、その周りにいる者たちは、動物の内にも既に存在している社会性への傾向に導かれて、なんとか彼らに介助を与えようと試みる」[53]。「疲れ」はそもそもそれ自体、「疲れ」として「苦しまれる」状態であり、すなわち「病態」＝治療の起点を形成するものである。「病い」を治すのが「医師」の役目であれば、それは「健康」と「回復」を目指す以外に、行き先を持ちえない。「疲労」と「疲弊」の先には、あるべきもの、すなわち「完全な人間」が、当然に既存することとなるだろう。

　そうしてここに、ジャネが決して問わなかった問いが遺される。そしてそれゆえに、ジャネの前では、単一にこの「心理的力」が「疲弊」したことにその「病い」の原因があると考えられる「患者」たちの、その「疲弊の原因」が多様であるのは当然であるし、一方でその多様さは、彼の前でむしろ平等に存在するのである[53]。ジャネはある懸念を繰り返す。「下意識については、いつも警戒してかかる必要がある」、「下意識はそのような栄誉には値しない」、「むしろその役割内でわれわれの心にとめておくべきだと思われる」[54]。「不成功に終わった投機の記憶を思い出したり、やっておけば良かった事を繰り返したりすることは、彼の現在の貧困を改善したり、財産の損失を防止したりすることにはつながらないだろう」[55]。ジャネは、彼には「この医学的分析から派生した《汎性欲説》の奇怪な理論［ces siguliers doctorines de la «Pansexualité»］」[56]としか見えなかったフロイトの精神分析の使用について、強い警告を与え続けた。医師がいて患者がいるそのとき、重要なのはここに「疲弊」が起こっている「現実」なのであって、その「原因」を露わにすることは、ただこの状況

（53）Janet, *La médecine psycologique*, op.cit., p. 5. 邦訳九頁。
（54）Ibid., p. 141. 邦訳二三四頁。
（55）Janet, "Psychological Strength and Weakness in Mental Disease," p. 102.
（56）Janet, *La médecine psychologique*, p. 25. 邦訳四一頁。

の「改善」に役立つときにのみ試みられればよいだけの、あくまで一つの「手段」にすぎないのだからと。ジャネは常に、そして最後まで、その線を引くことを選んだのである。

「よりよき生」を目指すことが可能になるためには、何より、生がすでにそこにあるものとしてまず喜ばれなければならなかったことを、ジャネの医学は示している。「生き続けている」生を挟んで、最大の問いが、その継続か停止かという点とは異なる「どこか」へと動き始めた時代があった。そこで「疲労」と「疲弊」の表現たる「生」を語ったそのとき、ジャネはあまりにも正しく、彼の生きている時代にcontemporainでありすぎたのだ。「疲れるべき人間の生」。それを発見し、なおかつ、そこに踏み留まった点において。

8　病いに別れを告げる――「らい」と日本社会の戦後

1　「らい」と一九六〇年代日本の罪

一九五五年に執筆され、五七年に発表された「ハンセン病問題　その歴史と現実、その文学との関係」という文章のなかで、大西巨人はハンセン病の病理学的解明がいまだ進んでいない「現状」について語っている。(1)すなわち、ハンセン病が感染性のものであることはわかっているが、その感染経路がわかっていない。それはこの病気の感染から発病までの潜伏期が長いためで、発病したときにはその起源を辿ることがきわめて難しくなっているためである。そうして、ここに消えないものとして、感染の巣としての「家」という単位を、空間的にも時間的にもひとくくりにとらえてしまう知覚が生まれてしまう。つまり遺伝病（そして「天刑病」）としてのハンセン病という思考の執拗さが、そこでは剔出《てきしゅつ》・告発されている。

ハンセン病のただひとつの直接的原因はライ菌であるということが確認されたのは、一八七三年にさかのぼる。これは一八九七年にはベルリンでの第一回国際らい会議で、世界的な了解として確認されている。それは病原菌による感染症の病理学的説明が近代医学の様相を大きく変えることとなる、一九世紀から二〇世紀にかけての史的展開のまさに渦中にある出来事であり、ゆえにこの展開の生んだ成果も障害も、そのままに引き受けていたと言わねばならない。一八七六年のローベルト・コッホの炭疽菌発見や八一年のルイ・パストゥールの炭疽ワクチン開発、そして何より八二年のコッホの結核菌同定は、今日から振り返るなら医学史上間違いなく決定的な契機ではあったが、しかしそれが実際に感染性の病気と人間の生との関係を変質させるまでには、はるかに長い時間が必要となった。一八八四年にコッホが同定したコレラ菌を、「私は信じない」と言って飲んでみせた同時代人たちは、決して無知蒙昧であったわけではなかった。病理学と微生物の生物学との十分な一致、そしてそこからの発展としての免疫学や薬理学が効果的に確立することを待たなくては、たとえばライ菌がハンセン病を象徴する唯一の要素として前景へと現れてくることはできない。そしてその間、「取り除かれるべきもの」として人々の眼前に現れる表面とは、病者の身体であり、それから病者の身が置かれていた「家」であり続けてしまう。「――これが現代医学の到達点である」[2]と一九五七年の大西は書いていた。それに続いて、感染経路の不明という現状の問題点に加えるべきものとして、彼は「癩菌純粋培養の未成功」を挙げている。それは一九三〇年代から待たれているがいまだに成功していない、ただようやく可能性が示唆されているだけだ、それが「せめてもの現状である」と、そこで彼は嘆じている。

そのおよそ一〇年後、一九六八年八月九日の『朝日新聞』の社説においても「ライ菌の試験管内培養の成功」は論じられている。実際にはライ菌は現在にいたるまで試験管内での培養はできないままに留まり、この壮説もそのとき話題となった培養の事例について「その最終的な成否」についてはこれからわかることだとの留保をつけてはいるのだが、もしこの培養が真実成功ならば、それは「有史以来、人類をむしばんできたハンセン氏（ライ）病撲滅の戦いに一紀元を画することになる」出来事と評されている。「ライ菌が試験管内で培養できるようになれば、まず、ライ菌の性質を明らかにすることができ、いろいろな薬剤にたいする反応を容易に確認することができる。したがって、新しい治療薬発見への道が大きく開かれることになり、また、菌の薬剤耐性の問題も容易に判定できるであろう。さらに、治療または予防ワクチンの捜索も可能になる。そこにかけられる世界の期待は、限りなく大きいのである」。いささか大きすぎる期待ではあったにせよ、当時医学が負ってみせていた約束の典型としては、この見取り図の示すオプティミスムは決して常を逸したものではなかったと言えるだろう。

微生物学者のルネ・デュボスは一九六五年に、「一九世紀科学が現在成就したもの」としての「現代医学」なるものの存在を語っている。(3)『隠喩としての病い』(4)のスーザン・ソンタグによって、「結核から癌へ」とも呼ぶべき病いの相貌の二〇世紀的変貌が指摘されるのは、その直後に来る

（1）大西巨人『途上 一九五七―一九七四（大西巨人文選2）』みすず書房、一九九六年、一五―五九頁。
（2）同書二二頁。
（3）デュボス『人間と適応――生物学と医療』木原弘二訳、みすず書房、一九七〇年、三五九頁。

七〇年代という舞台においてである。六〇年代にはなにかが姿を現し始め、そしてその歩みを実際のものとして進め始めていた。一九五〇年にストレプトマイシンの国内製造が許可された日本においては、五一年に死因の第一位が結核から脳血管疾患に取って代わられた。翌年には日比谷公会堂で結核死亡半減記念式典が催されており、一方、五八年にはWHOがもう一つの「有史以来の病い」、天然痘の根絶計画を開始させている（この「根絶」完了は八〇年に宣言された）。このような一連の微生物学の治療的「結実」の流れの興奮のなかで右記の社説の言を読むならば、その視線の向かうところは容易に想像されることができるだろう。人々の身体はこのとき確かに、ある「未来」に取り囲まれていた。

そこでは何が起こるのか。しかしこの社説が私たちに教えるのは、このような医学的発見の輝かしい帰結、新しい状況の登場だけではない。

先の引用には次のような記述が続いている。「ところで、わが国のハンセン氏病患者は、総数一万二百二十人。その九三％までが十四の収容所に収容され、未収容の人も菌をまきちらす恐れはない。在院者の平均年齢も五十歳で、あと三十年もすれば日本からハンセン病氏患者は消滅するだろう」。その三〇年後、一九九八年に、私たちが目にしたこととは、熊本地裁に起こされた国立ハンセン病療養所入所者たちによる「らい予防法」の違憲国家賠償訴訟であった。そしてその三年後の二〇〇一年に、同地裁によって下された判決のなかで「罪」が問われた空間、それはほかでもない、一九六〇年代の日本社会そのものだった。

2　病気が消えたとき

二〇〇二年三月二三日、厚生労働大臣坂口力（当時）名による謝罪広告が新聞各紙に掲載された。この広告はそれぞれ前年に日付をとる二つの文章、衆参両議院の「決議」と総理大臣小泉純一郎（同）の「談話」を伴っていた。やや長いが、以下にその全文を引用しておきたい。この一文には、「病い」という現象を支える基本構造が、あまりにも露骨に現れているためだ。

ハンセン病患者・元患者に対しては、国が「らい予防法」とこれに基づく隔離政策を継続したために、皆様方に耐え難い苦難と苦痛を与え続けてきました。このことに対し心からお詫び申し上げます。／患者・元患者の方々の過ぎ去った人生を取り返すことがかなわない現実の中で、政府としては、患者・元患者の方々の名誉回復等を一所懸命させていただき、その他抱えている様々な問題について早期に解決できるよう努力を重ね、皆様方が生きていてよかったと少しでも思えるようにしていくことが使命であると考えております。／併せて、都道府県をはじめとする各自治体、国民各層におかれては、ハンセン病の病態及びハンセン病患者・元患者の置かれてきた立場を正しくご理解いただき、ハンセン病患者・元患者が地域の中で幸せに暮らしていくことができるようお願いする次第です。

（4）　Sontag, S., *Illness as Metaphor*, New York, Farrar, Straus & Giroux, 1978.

この文のなかには三つの主体が名指されている。すなわち、「国／政府／各自治体」と名づけられている「政治‐制度」、「国民各層」と呼ばれている「社会」、そして「病態／正しい理解」を引き受けている「知‐科学」の三者である。逆説的なことだが、ここにはハンセン病患者・元患者の姿は実は現れない。病いという問いを問うために考察の対象とすべきものを説明するとき、それを「肉体の病気そのものではなく」と指摘したのはソンタグであったが[5]、特に文中に使用されている「理解」という言葉から明らかなように、ここでは「ハンセン病」という病いに新しい「あり方」を与えるための手段として、病者ではない「三者」の共同作業が呼びかけられていたのである。

それはつまり彼らのハンセン病についての「考え方を変える」ことに近いだろう。この広告が語っているのは「病気そのもの」に関してのことではなく、むしろ病気というものを囲む一つの環境の作り方である。そしてこの環境こそを指して、「ハンセン病患者・元患者の置かれてきた立場」という言葉は発せられている。ハンセン病患者・元患者は次のような「立場」に「置かれ」つづけてきた、と総理大臣の「談話」は述べている。すなわち、「我が国においてかつて採られたハンセン病患者に対する施設入所政策が、多くの患者の人権に対する大きな制限、制約となったこと、また、一般社会においてきわめて厳しい偏見、差別が存在してきた事実を深刻に受け止め、患者・元患者が強いられてきた苦痛と苦難に対し、政府として深く反省し率直にお詫びを申し上げるとともに、多くの苦しみと無念の中で亡くなられた方々に哀悼の念を捧げるものです」。「国‐制度」が採ってきた政策とそれによって促進されていたであろう「国民各位‐社会」の「偏見」、本来ならば正しい「知‐科学」が解消させているべきであった、誤った「理解」のために作りあげられていた——そのように「三者」が相互に結んでいた関係の帰結としてもたらされていた——「環境」。ときにこの環境自体が病いの「病態」の一角を苛烈な形をもって担うこと、それは感染症一般に史上しばしば見られてきた第一の特性でもある。病いを病むことにおいて、このいわば「生きる条件」としての社会的な条件は、むしろ一義的な病態そのものをそこに生成させすらする。

一方でこの「広告」は、間接的な形ではあるが、そこから「四〇年前」という時間へと私たちの注意を誘うものである。上記二〇〇一年五月二五日付の総理「談話」とは、同年五月一一日の熊本地裁のハンセン病国家賠償請求訴訟への判決を受けて発表されたものであった。ここで熊本地裁は厚生大臣、国会議員の「らい予防法」にかかわる過去の行ないはともに違法性を認められるとし、結果として患者・元患者に与えられた損害の賠償を国に命じた。その際、判決が名指したのが、「昭和三五年」という時間だった。「[…]以上からすれば、厚生省としては、すべての入所者及びハンセン病患者について隔離の必要の失われた三五年の時点において、新法の改廃に向けた諸手続きを進めることを含む隔離政策の抜本的な変換をする必要があったというべきである。そして、厚生省としては、少なくとも、すべての入所者に対し、自由に退所できることを明らかにする相当な措置を採るべきであった」。判決はそのように断じたのである。

ところでよく知られている通り、この判決にはある焦点があった。総理大臣談話とともに出された政府声明（二〇〇一年五月二五日閣議決定）がそれを明らかにしている。以下に該当部分を引用し

（5）　S・ソンタグ著、富山太佳夫訳『隠喩としての病い／エイズとその隠喩』みすず書房、一九九二年、六頁

たい。「民法第七二四条後段は、損害賠償請求権は二〇年を経過することにより消滅する旨規定していますが、本判決では、結果的に四〇年にわたる損害の賠償を認めるものとなっております。この点については、本件の患者・元患者の苦しみを十分汲み取って考えなければならないものでありますが、そのような結論を認めれば、民法の規定に反し、国民の権利・義務関係への影響があまりに大きく、法律論としてはこれをゆるがせにすることができません」。

賠償規模の算定の基盤となる「損害のもたらされた期間」をどのように定めるか。裁判の過程で争われ続けたこの問題に関し、熊本地裁の判決は次のように述べている。「本件の違法行為は、厚生大臣が昭和三五年以降平成八年の新法廃止まで新法の隔離政策の抜本的な変換を怠ったこと及び国会議員が昭和四〇年以降平成八年の新法廃止まで新法の隔離規定を改廃しなかったことという継続的な不作為であり、違法行為が終了したのは平成八年の新法廃止時である……」(一)。判決文のなかで「新法」と呼ばれているのは、五三年に制定された「らい予防法」のことである(「旧法」は一九三一年に制定)。冒頭に見た文章中で大西も「『ハンセン病患者自身の運動によって』一般の関心もかなり強化せられた」[6]と記述している通り、新法の制定に反対するために患者は当時ハンストを含む強い抗議行動を展開したが、この反対そのものは結局容れられなかった。その一〇年後の六三年には再び患者団体による「らい予防法」改正要請の運動がなされたが、これも叶えられなかった。この六三年の運動について熊本地裁は「昭和三八年ころには、全患協による新法改正運動が行われ、国会議員や厚生省に対する陳情等の働き掛けも盛んに行われていたことなどからすれば、国会議員には『らい予防法』の改廃を怠ったという」過失が認められるべきである」と言及している。

ところで、確認しておくならば一連の運動がなされたこのころにはすでに、たとえば結核患者に抗生物質ストレプトマイシンが与えられたのと同じように、ハンセン病患者にもある薬が与えられていた。化学療法剤プロミンである。プロミンは一九四三年に米国でその治らい性が発見されたが、四七年には日本国内でも治験が開始されている。四九年には、療養所の入所者がその効果を「プロミンに関する請願書」のなかで「世紀を記憶ずける光源！　お丶プロミン！」と謳っている。

我らが有史以来の感動につまだち、その獲得に突進せんとする衝動と厳粛なる意志を誰が、何物が阻止しようとするであろうか！(7)

治療可能性についてだけ見るならば、「現代医学」の偉功は、むろん「ライ」なる病いに対してもきちんと届いていたのである。だが、それでいながら、日本においてはハンセン病患者の療養所入所は法的には義務づけられたままで、プロミンをはじめとするスルフォン剤の投与等による治療もまた、療養所外ではきわめて難しいものであり続けた。それはなぜか？

これらの治療薬は、同じ時期に日本で整備されつつあった保険診療の適用を受けられる医薬品と

(6)　大西『途上』五四頁。
(7)　国立療養所松丘保養園プロミン獲得促進委員会会長駒木根某「プロミンに関する請願書」藤野豊編『近現代日本ハンセン病問題資料集成〈戦後編〉』第一巻、不二出版、二〇〇三年、一二二頁。

は結局ならなかったからである。あるべき治療を受けるためには、どうしても療養所に入らなければならない、そのような形ですら、「らい予防法」はハンセン病患者の生きる空間を決して解放しようとはしないものであり続けた。

熊本地裁の判決は、ハンセン病が当時いかに「正しく理解」されていなかったかを指摘している。そもそもの争点である「新法」における隔離条項の誤りについて、判決文は九つの理由を挙げてそれを「必要のなかったもの」と判断した。そこではそもそもハンセン病の発病性が低いこと、患者数が自然に減少を始めていたこと、ハンセン病が致死病ではないこと、そしてもちろんスルフォン剤による治療効果が国際的にも確かめられたことなどが述べられているのだが、これらを踏まえたうえで、繰り返すなら、地裁は次のような結論を下したのだった。「遅くとも昭和三五年以降においては、もはやハンセン病は、隔離政策を用いなければならないほどの特別の疾患ではなくなっており、病型のいかんを問わず、すべての入所者及びハンセン病患者について、隔離の必要性が失われたものといわざるを得ない」。

この認識に基づいて、「すでに失われていた必要性」を放置して予防法の改廃に動かなかった厚生省、国会議員ともにそれぞれ、その責任を「昭和三五年」および「昭和四〇年」以降平成八年まで、すなわち一九六〇年から一九九六年までの「およそ四〇年」という時間の厚みにおいて負うべきものとされたのである。裁かれたのはつまり、いわば六〇年代に実際には「為されなかった」行ない、そこに打ち消えた「ありえたはず」の状況であったのだ。

3　未来と約束のなかで

ところでこの昭和三五年、つまり一九六〇年において放置されていた「すでに失われた必要性」とは何だったのだろう。それは言い換えるなら「すでに新しく到来していた可能性」ではなかったか。

昭和三五年に大阪救癩協会より発行された『〝らい〟への理解』（国立療養所松丘保養園園長・桜井方策著）にはこのような記述がある。

あらゆる病気のなかで〝らい〟（癩）は最も恐ろしがられているが、その知識は案外普及しておらず、誤解されていることが多い。果してそんなに恐ろしい病気であろうか。／答えは『ノウ』である。その論拠を示すと……／一、〝らい〟は近代医学によって全治する。／一、〝らい〟は〝らい〟菌によっておこる慢性伝染病である。／一、〝らい〟は絶対に遺伝しない。／一、〝らい〟は接触感染であるが、その伝染力は緩慢微弱である。／一、〝らい〟にかかりやすい素質というものはない。(8)

「らい」は「全治する」、すなわち「近代医学によって」。ではこの「可能性」にハンセン病の患者の身体が包まれるという瞬間が、果たして六〇年代に成立していたのか。このように問うてみた

（8）　藤野豊編『近現代日本ハンセン病問題資料集成〈戦後編〉』第四巻、不二出版、二〇〇三年、三五一頁。

ときに、私たちにはいったい何が言えるのだろう。

前述した通り、コッホが結核菌の同定を発表し、のちに「コッホの条件」と呼ばれる病原菌同定法を広く知らしめて新しい医学の道を拓いたのが一八八二年のことであったとしても、感染症の治療薬としてペニシリンやストレプトマイシンが本格的に流通するようになるのは、一九五〇年代に入ってからのことである。ハンセン病治療に関しても、これとほぼ相似形の歴史を辿ることができる。「ライ菌」は一八七三年にG・H・A・ハンセンによって発見されたが、もともとは結核の治療薬として研究開発が行なわれていたプロミンにハンセン病への薬効が確認された、「カービルの奇跡」と呼ばれる出来事が米国で起こったのは、これも同じく前述の通り、時間を下ること一九四三年のことであった。微生物の関与する病理学の急速な解明と生化学の合流が、一九世紀末における医学の新たな歩みの起点であったとするなら、大戦後にようやく始められた現代医学の疾走とは、その病理学と化学技術に基づいた治療法の急速な発展の、すなわち主には薬理学のそれを指すものとなる。ふたたびデュボスの表現を逆説的に借りるならば、なるほどそれは「一九世紀の成就するところ」であるよりはむしろ「新しい医療の時代の始まり」[9]と当時思わず見まごうほどの、地響きを伴う駆け足ではあったろう。

このとき日本の「政治」と「社会」と「知」とは、確かにこの動きを知覚し、またその動きに身を包まれていたかのように見える。

たとえば一九六一年四月一日付の新聞の、一面の左上隅に小さな囲み記事が刷られている。それは「〝国民皆保険〟が発足」と告げている。「わが国の社会保障政策の中核をなす国民皆保険体制と拠出制国民年金とが、四月一日から正式に発足する。国民皆保険については、国民健康保険が三十一日までに各市町村で完全に実施されたので（四千九百一万九千人、三千五百八市町村）一日からすべての国民はつぎのどれかに属する「被保険者」および「扶養家族」として健康保険で医療を受けられる」（『毎日新聞』）。一九五七年に厚生省は国民健康保険によって皆保険の状態を実現することを目指すと宣言、そのときに打ち出された皆保険四ヶ年計画が辿り着いたのが、この日、六一年四月一日であった。五五年の日本の総人口は約八三二八万人で、各種健康保険が適用されていた者はそのうち六一二三万人だったが、六一年には総人口九四二九万人のうち九三四一万人までが健保適用されるにいたっている。そうして、「保険証一つで、誰でも近代的な医療を利用できるというスローガンは、それがどこまで達成されたかはともかく、多くの病人にも支持されていった。この時期は、病人にとってある意味で明るい画期となった。しかし同時に、それが少なくない病人にマイナスを生じさせた面もあったことを指摘しなければならない」[10]。やがてP・アリエスやI・イリイチがその深刻な問題性を描き出すこととなる、「病院化」と呼ばれる現象が日本にも起こり始めるのも、この時期である。その点では、日本はいわゆる先進諸国とさほど変わらぬ歩みで、経験を進めていたことがわかる。

五一年に、それまで日本国民の死因の第一位であった結核が脳血管疾患にとって代わられたあと、

（9）デュボス『人間と適応』、三五九頁。
（10）川上武編『戦後日本病人史』農文協、二〇〇二年、九四頁。

そこには「脳血管疾患・がん・心疾患」の三者が座り続けることとなるだろう。日本人はここで「生活習慣病」と「医療技術の革新」とに出会っている。病いをめぐる新たな時間軸、「予防」(病前)と「リハビリ」(病後)というものも登場する。「健康」な身体が病院へ行く機会は、たとえば「検査」という語が意味するところを見るだけでも理解できるように、飛躍的に増加するだろう。そこでは「医療倫理」が一個の学問として論じられることが必要になるような、新たな知と生の接触の場面が開かれるだろう。そして、それは全世界的な、いわば二〇世紀的な動きであった。「このような[脈拍、体温などの]生理的な変化を機器によって追跡する方法が目に見えて進歩したのは、一九六〇年代に発展した宇宙開発事業で動物や宇宙飛行士の生理的変化を観察する高性能の機器が開発されたことがきっかけだった。[…]とはいえ、重要な問題が残っていた。たとえ、身体機能をたえず記録する機器が完成して、臨床的に使用できるようになったとしても、医師にはそれから生ずる膨大なデータを調べて評価する時間がないことだった。一つの解決策は、生理機能測定装置をコンピュータに結合して、[…]差し迫ったときには警報が鳴るように設計することだった」[11]。ソンタグは、七一年のニクソン大統領による「ガン征圧に関する法令」は(六一年に始まり六九年に私たちの知る形で「実現」した)ケネディの月着陸計画に対抗するためのものだった、と言っている。いざなぎ景気のさなかの日本では、六八年にはあのよく知られている最初の心臓移植手術「和田移植」[12]が札幌で行なわれる。生の様態は大きく変わろうとしている。

そして同時に、こうした諸条件、生の環境を整備する諸技術の——間接的にでも——影響を受けて、論じられることとなるものに「人口」の問題があろう。同時期に人口問題審議会が残した「日本の人口」の行く末についての継続的な議論を読むと、ここにおいて主題がやがて「量」から「質」へと移行していった様子を窺い知ることができる。政府が一九四九年に同審議会を設置した際、問題となっていたのは「人口収容力並びに人口調整」の二つであった。同審議会は五〇年にひとたび廃止されるが、「しかしその後の諸状況の変化には相当に著しいものがあり、最近における出生率の低下はきわめて強く、人口対策は最近の諸状況に即応して更に具体的かつ継続的に検討されることが必要となってきたので」[13]五三年に今回は常設機関として再設置され、いくつかの決議を残すこととなった。

そこに鮮明に感じとれるのは、「すべては入りきれない」という意識である。ここから先、日本の社会には、「入るもの」と「入りきれないもの」とが出現するだろう。社会は変わりつつあるが、「人口」総体は必ずしもそれに均質的に「即応」はしていない。「動ける」ものは軽やかにこの変化の内部を流れていくだろうが、しかしそこには避けきれず立ち尽くす「これまで」が必ず残存するだろう。彼らの残した決議を読み換えるなら、おそらくその意はこうなる。

---

(11) S・J・ライザー『診断術の歴史——医療とテクノロジー支配』春日倫子訳、平凡社、一九九五年、二二六頁。
(12) 一九六八年八月八日、札幌医科大学で和田寿郎が率いるチームによって行なわれた心臓移植手術。世界的には三〇番目の事例となった。手術から八九日で移植を受けた患者が死亡したあと、心臓提供者となった大学生の脳死判定、移植を受けた患者の病状の双方に重大な疑義が呈され、心臓移植手術の必要性そのものがなかったのではないかと強く批判されるにいたった。
(13) 「雑報」『人口問題研究』第九巻三・四号、人口問題研究所、一九五四年三月、五五頁。

決議は次のように述べている。「わが国の人口はすでに八、八〇〇万人を超え、勢いのおもむくところ、これが一億に達するのも遠くない。［…］しかも生産年令人口の増加は特に著しく、その中新しく職を与えなければならないものは年々七〇万人［昭和二五年より昭和四〇年の年平均］を超える事情にある。わが国の経済は果してこれを可能ならしめるごとき見通しにあるのであろうか」（「人口の量的調整に関する決議」、一九五四年）。見通しは決して明るく甘いばかりではない。そしてそのなかで彼らが選びとることのできる方向性は限られている。「［…］本会議は差し当ってここ十数年の基本対策の確立を主旨とし、この間にあっては専ら之ら産業部門の過大労働力のさらに肥大するのを防止しながら、できるだけその人口収容力を健全化して将来の徹底的な再編成作業への基礎条件の成熟を促進するにとどめるのを妥当と認めた」（「人口収容力に関する決議」、一九五五年）。

この「再編成」がやがて可視化するところ、それはたとえば、「若年者」と「中高年層」の身体上である。六三年には、決議はそこにある希望と絶望とを、以下のように描き出すこととなろう。「今日いわゆる地域開発は、まだ多くのものが計画あるいは始まったばかりの段階であるが、将来においていずれも多くの労働力需要を見込んでいる。［…］他方、このような若年労働者の不足が予想される反面、中高年労働力については少なからぬ余剰とその滞留が予想される。［…］中高年層が一般に流動性に乏しく、心理的な面でも、技術的な面でも新たな産業や職種に順応することが困難であることは、すでに工場建設のために農地や漁場を失った中高年の農漁民の転職が容易でなく、都市に流入して前近代的な自営業を営むか、ときには職のないままボーダーライン階層に停滞するケースがみられる事実からも察知することができよう」（「地域開発に関し人口問題の見地から特に留意すべき事項についての意見」、一九六三年)。すなわち、「さきに述べたように工業化に対応できない中高年齢層が都市に流入し、いわば寄生的人口として、これらの第三次産業の底辺部門に滞留する傾向が見受けられる」(同)、そのような事実がそこには確かにある。

その前年、「人口資質向上対策に関する決議」において、六二年のある「知」が「政府」に勧めていたところを確認するなら、それはまさしくこの「滞留」あるいは「過去」の身体に目配りをしつつも、しかしもはやひたすらに、「未来」へと向かうことであったかのようだ。「今後、中高年齢層の労働人口がその経験熟練を技術革新のため評価されない事態が生じてくるのであろうが、これら中高年労働人口を国民経済に能率的に吸収させる諸般の措置は、今からはじめなければなるまい。／また、農村から都市へ就職した青少年は、将来の基幹労働力として重要な意義をもつものであるから、特に生活環境と労働環境の整備に努め、その順応を支援する適切な措置がとられる必要がある」。青少年の身体も精神も、それを取り巻く環境は、細部にわたって彼らの健康を「整備」せんと力をふるわれるべき対象となろう。だが、その直前「中高年層」がどのようにしてこの「変化」をその身に与えられていたのかを記述する言葉は、これに並行している経験の根源的な苛酷さを知らせている。「昔ながらの職場自体が、国民経済の発展につれて、そのように、その存在理由を剥奪されてゆくことこそ、潜在失業化の最も典型的なかたちといえよう」(「潜在失業対策に関する決議並びに附属参考資料」、一九五八年)。発展の下で「存在理由」の場を「剥奪」されたこの身体がこの後いかにして、どこに「吸収」されたのか、それはこれらの決議を読むだけでは、真に理解することはできないだろう。

そして、ここに思い出されるのが、たとえば次のような声である。

プロミン！　プロミン！／一萬の患者の光！／病苦よりの漸進的解放！／地下坑的生存より鋪道的生活えの復活！／それを提供せんとする豫算を、躊躇なく承認せんとするえい智と悔なき、人類愛の能動！／皆さま！　国民の皆さま！(14)

この声が発せられた一九四九年には、確かにハンセン病を生きる条件自体は、大きな変化を与えられ始めていた。実際に「プロミン」という新薬の効果は、ハンセン病を病むことの身体的な内容を、これから先に向けて、大幅に変革するだろう。

しかしそのとき変化した「環境」としてのハンセン病の「病態」総体は、その効果において、そこにいた患者の身体すべてを同時に包みこんだりは決してしなかった。ライ菌が消えてもハンセン病は消えなかったのか。あるいはただこのように言い換えるべきか。ハンセン病が消えてもそこにいたハンセン病患者は決して消えることなどできなかった、と。

熊本地裁の糾弾した「不作為」が六〇年代において生み出していたのは、たとえばこのような「生存」であったはずだ。それは残されるもの、置いていかれるなにものか、すなわち、不可視の残滓と呼ばれるべき存在にほかならなかった。それは決して一瞬にして消滅することなど叶わない。そして、いずこに「吸収」されえたのかも決して私たちには容易に知られることなどできない。そのようななにかであったはずだ。

4　残される・生きる・身体

熊本地裁の判決は、日本の「社会」総体が救いあげることのなかった存在を浮きあがらせるものとなったが、それは同時に、総体としての「歴史」が決して掬いとることのできない存在をも、示唆している。

同国賠訴訟の原告のうち、国立療養所への最後の入所時期は一九七三年であった。ハンセン病患者の社会復帰を強く主張した五六年のローマ宣言、強制隔離政策の廃止を勧告した五八年の第七回国際らい会議（東京で開催）を経て、七二年ごろには厚生省内部で「らい予防法」の運用については政策の転換があったことを、国立療養所課長であった大谷藤郎は証言している。[15]一九七〇年には日本国内におけるハンセン病の一〇〇〇人当たりの罹患率は〇・一を割ることとなる。今日ではよく知られている通り、ライ菌の発病率はそもそもきわめて低く、発症は菌保有者の身体が置かれている状態に大きく影響されるという特徴が、再び熊本地裁の表現を借りるならば「戦後の混乱期を脱して社会経済状態が回復していったこと」を緩やかに映し出して、これ以後、実際にハンセン病を発症する身体自体の数を減らしていくからだ。つまり発症を後押しする困窮や飢餓が、先に減少したからである。それとともにプロミンに代表される新薬の効果は、大西巨人も指摘していた「ら

（14）　前掲「プロミンに関する請願書」『近現代日本ハンセン病問題資料集成〈戦後編〉』第一巻、一二四頁。
（15）　大谷藤郎『現代のスティグマ――ハンセン病・精神病・エイズ・難病の艱難』勁草書房、一九九三年。

い」の経験を構成する最も大きな特徴、たとえ病いが完治しても後遺症として身体に残り続ける外見上の著しい「変貌」を、過去のものとしていくことになる。あらゆる意味で、「らい」の身体はこのときから減っていくのだ。

一九六一年発行のパンフレット『ハンセン氏病基本治療』には、医師平子真の言として、次のような表現が見つけられる。「昔と異り、今日では本病にも作用の異った種類の薬が出てきたことで、それをそれぞれの症状に応じて適度に使用してゆくことにより、病気も治り、又変形、機能障害もきたさずによりよくして治すことができるのであるから、薬の使い方に充分気をつけてほしい。[…]あせらずに的確な治療を受けておれば、ハンセン病は治癒する病気であることを認識して戴きたい。基本治療科の充実した正しい療養によって、変形機能障害をより少なくより完全に近い状態に治して出来るだけ早い機会に、社会復帰してゆくことが出来るよう、治療に専念、努力されるように望みつつこの話を終ります」[16]。一方で、二〇〇四年の蘭由岐子の冷静な、しかし雄弁な記述は、そこに深く起こっていた出来事を、いま正しく私たちに伝えるものである。

入所者の年齢構造は、生活水準の上昇によりハンセン病をあらたに発病するひとがほとんどいなくなったためと、前述のように、療養所内で結婚しても優性手術や人工妊娠中絶を施され新しい世代の誕生を阻止されたために、年々高齢化し、六〇歳以上が八四・五%を占めている。その結果平均年齢は七〇歳(一九九六年現在)となった。[…]その傾向はますます加速され、いずれ消滅することは明らかである。在所期間も三〇年以上が七割、四〇年以上の人も六割近くいる。また、いまだハンセン病であるといえる「菌陽性」の人は、一九九四（平成六）年のハンセン病療養所所長連盟での報告では三％未満でしかない。つまり、九七％以上の入所者はハンセン病が治癒しているのである。[17]

そうして、一九九一年四月に全患協が厚生大臣に提出した「らい予防法改正要請書」が、やがてそこに起こっていた出来事の帰結したところを証言する。

「厚生省の統計で見る限り、放っておいても患者数が減る一方であり、やがてハンセン病の問題は存在しない、という日がくるでしょう」。冒頭に引いた『朝日新聞』社説の言う「三十年後」は、私たちの生きている社会に確かに訪れた。そしてその「三十年後」とは、実は「三十年前」にすでに療養所に入っていた特定の身体によってのみ、そのとき、ただひたすらに経験されようとしていた出来事であった。私たちは六〇年代が「らい」に与えたある条件を生き抜いた生の辿り着いたところを、そこに目撃したのだと理解しなくてはならない。

引用の繰り返しとなるが、ここにもう一度、同じ『朝日新聞』「社説」のその続きを引いてみたい。

［…］あと三十年もすれば日本からハンセン氏病患者は消滅するだろう。しかし、問題がまったくない

（16）「ハンセン氏病基本治療」『近現代日本ハンセン病問題資料集成〈戦後編〉』第四巻、三七三頁。
（17）蘭由岐子『「病いの経験」を聞き取る――ハンセン病者のライフヒストリー』皓星社、二〇〇四年、八一頁。

わけではない。みずから現世とのきずなを断ち切り、人権を放棄して療養所に去った人びとの生活に、社会のあたたかい目がむけられているかどうか。たとえば、故郷をひと目みたいと熱望する入院者のために、国立療養所に一台ずつバスを配給しようという厚生省予算四千七百万円さえも、なかなか通らぬという。

この一九六八年の「社説」と、六〇年に発行されていたもうひとつのパンフレット『〝らい〟への理解』にある記述を並べてみたい。

もっとも、たとえば体表が無菌で、光田氏反応が陽性であれば社会復帰の対象にはなるのだが、手指がまがり、あるいは落ちて奇形となり、手足が萎えてあげることができない者、さらに毛が抜けて特異の〝らい〟性の禿げ頭となった者、このような症状は後遺症であって、既に整形手術の限界をこえている。このような病者群はなかなか多い。それらの人々は社会に復帰して、世の荒波に耐えるよりは、むしろ〝らい園〟を安楽の地として諦観し生涯を送る人々も沢山いる。この人々は病勢が旺盛な頃には自分の身を軽快させるために入所したのはもちろんであるが一面、本病の伝搬防止のために自ら身を〝らい園〟に退いた人々である。(18)

これらの二つの記述が囲い込んでいる空間のなかに置かれていた身体を考える。このような姿を示す身体は、熊本地裁も指摘する通りに「社会経済状況」その他の変化のため、この時期から次第に出現することそれ自体をやめた。しかし逆に言うならば、ここに描かれているような身体とは、ではつまりまさにここにおいてのみ発生していた身体なのであり、ここにおいてのみ成立していた生の姿であったのだと理解することはできないか。「ハンセン病が消えゆくこと」を、彼らは彼らの持った「消えることのないハンセン病の身体」で生きることとなった。それこそがすなわち裁かれた「四〇年」の歳月の内容である。高度経済成長も医療技術の向上も医学の新時代の幕開けも――「ハンセン病の克服」すらも――触れることのできない途絶の身体がそこに存在しつづけていた。「らい」を手がかりに六〇年代を振り返ろうとするとき、私たちが知ることとなるのは、ただひたすらにその事実である。

ミシェル・フーコーは『狂気の歴史』の書き出しを中世における「癩病」の西洋世界からの消滅で始めて、これを「奇妙な消滅」と呼んでいる。[19] しかもフーコーはこの消滅が決して単なる消滅などではないことをこそ論じるためにこのような記述をしているとも言えるのだが、私たちが、日本においては六〇年代あるいは現代において目撃しようとしているこの「消滅」の内奥には、常に無数の身体が存在する。その身体とは、あるときには「おれは恢復する、おれは恢復する、断じて恢復する」[20] と言いながら死んでいった身体であったのだろうし、そしてまた同時に、なにも言わず誰

(18) 「〝らい〟への理解」『近現代日本ハンセン病問題資料集成〈戦後編〉』第四巻、三五四頁。
(19) フーコー『狂気の歴史――古典主義時代における』田村俶訳、新潮社、一九七五年、二三頁。
(20) 東條耿一「臨終記」、川端康成・川端香男里編『定本北條民雄全集』下、東京創元社、一九八〇年、四五二頁。

にも見られぬものとして、「四〇年間」を生きた身体でもあるのだ。[21]

（21） 熊本地裁の判決文は、除斥期間についての国の主張を退けながら次のようにも述べている。「〔…〕違法行為が終了したのは平成八年の新法廃止時である上、これによる被害は、新法廃止まで継続的・累積的に発生したものであって、違法行為終了時において、人生被害を全体として一体的に評価しなければ、損害額の適正な算定ができない」。また、戦後日本社会において隔離政策を支え続けた体制がいかなるものだったかについては、次の文献が本章の視角をはるかに超えて包括的に、かつ精細に論じている。藤野豊『ハンセン病と戦後民主主義――なぜ隔離は強化されたのか』岩波書店、二〇〇六年。

III

生をとらえる・もとめる

9 〈科学〉と「信じられない事柄」

すなわちそれは存在しないのである。ベルナールは幻想を抱いたのだ。(1)

――ルイ・パストゥール

1 「科学者であること」の一事例から

一八八八年一一月にパリで行なわれたパストゥール研究所開所記念講演として、体調不良だったルイ・パストゥール（一八二二―一八九五）は以下のような言葉を用意し、息子に代読させた。

故にわが研究者諸君、諸君が当初から持っていたあの熱情をどうか持ち続けていただきたい。だが同時に厳しい自己規制をその熱情の分ち難い友としていただきたい。簡潔かつ決定的に証明され得ないような事柄を公表しないでいただきたい。批判精神を堅持していただきたい。それのみをもってしては批判精神も新しい着想を覚醒させる者でもなければ、偉大なる事柄を鼓舞するものでもありません。しかしそれなくしては全ては効なきものであります。(2)

パストゥールはこのとき六五歳、年齢のみを見れば決して高齢すぎるということはないがいくつもの健康上の問題を抱え、このみずからの名前を冠した研究所の完成によってほとんどその科学者としての道程も終点に辿り着こうとしていた。

それゆえであろうか、この短い「開所記念講演」には、パストゥールが人生で経験した「科学者であること」とはどのようなものだったか、その基本要素とはなにかが凝縮され、実にわかりやすく呈示されている。講演の前半部ではまず、彼がかかわり続けたフランスのエリート教育の重要さと、彼が呼びかけた狂犬病を中心とする伝染病研究所の設立に寄せられた国家的・「国際的」な資金の潤沢さの誇示とこれへの感謝が縷々述べられる。それから、「ひとつの学説に帰するべき栄誉を一個人に限定するような［「パストゥール研究所」という］呼称に対して私の反対する気持ちは今も変わっていません」という慇懃《いんぎん》な言葉を挟んだ上で、パストゥールは研究所の構成員を順番に紹介する。そうして、これの研究所員たちへ向ける形で、先に引用した文言が読みあげられることとなるのである。

また、さらに続けて、今日あらゆる教室に標語として貼り出されてもよさそうな言葉を、パストゥールはそこに綴っていた。

しかし、それは発明の精神をもった者には最も困難な事柄でありましょう。ある重要な科学的事実を発見したと思い、それを世に問いたいと熱望しながら、何日も、何週間も、時によれば何年間も自己自身との闘いに自らを向かわせ、自らの行なった実験をくつがえすべき努力を自らに課して、考えられるありとあらゆる反対仮説を否認し去った後においてしかその発表を公表しないということ、然り、それは困難な努めであります。しかしながら、かくも多くの度量を為した後に、遂に確信に至りついた時には、人間の魂が感じ得べき最も大きな喜悦を人は感じるのであります。[3]

このパストゥールの言葉を読むと、そしてこれに直接続けられているよく知られた文言、「そして自らの祖国の栄誉に貢献するであろうという思いがこの悦びをなお一層深くしてくれるのであります。科学に祖国なしといえども科学者は祖国をもっているのであります。彼の業績が世界中に及ぶとしましてもその成果を持ち帰るべきはこの祖国に対してであります」にまで辿り着くと、なるほど後代になってパストゥールを「科学の世界に現れた最も完全な人」と評した人の言に[4]、思わず頷かずにはいられないような心持ちにもなる。ただし「完全な」というのはこの場合、ある種の

（1）「クロード・ベルナールの発酵についての遺稿の批判的検討」横張誠訳『科学の名著10 パストゥール』長野敬編訳、朝日出版社、一九八一年、二三一頁。
（2）「パストゥール研究所開設における演説」竹内信夫訳、『科学の名著10 パストゥール』三五〇—三五一頁。傍点は引用者による。
（3）同書三五一頁。
（4）Geison, *The Private Science of Louis Pasteur*, Princeton NJ, Princeton University Press, 1995, p. vi, epigraph; from Stephen Paget, "Louis Pasteur," The Spectator, London, 105:509-510, 1910.（ギーソン『パストゥール——実験ノートと未公開の研究』長野敬・太田英彦訳、青土社、二〇〇〇年、巻頭）。および、川喜田愛郎『パストゥール』岩波新書、一九六七年、一頁。

「科学者であること」を示すための振る舞い、その基本要素となるべき一セットをすべて、彼がすでにここで見事に上演してみせていたのだ、という意味においてであるが。

2　コッホとパストゥールの対立

現代においても、たとえばわずか数年前の、比較的身近なノーベル賞の授賞式といった場面で、パストゥールの演説のなかにここまで私たちが確認してきたすべての要素にきちんと言及しているような語りを、私たちは耳にしたばかりではないだろうか。国家が用意してくれる研究体制への感謝と、より一層の充実への要請。国家による、あるいはなんらかの団体・組織からの、研究の最終的な「世界中に及ぶ」ような目的――パストゥール研究所の場合は、それは「狂犬病ワクチンの開発・普及」であった――への「共感」の証したる研究予算寄付行為の称揚。さらに付け加えるなら、パストゥールは「希望といった語を用いましたのは故あってのことであります。その研究成果の人間への応用は今のところ実行されるまでにはなお道はるかではありますが、最も困難な段階は通り過ぎているからであります」[5]とも語っており、すなわち今日でも「目覚ましい科学的新発見」が語られるときに必ず言及されることになる、基礎研究と期待される応用との間の実際的な時間的ギャップへの目配りも怠っていない。

ところがその一方、このパストゥール、それからパストゥール研究所の構成員の母体をなした彼の弟子たちに向けて、上記の開所記念講演からさかのぼること七年にあたる一八八一年に、パストゥールのドイツの競争相手であるローベルト・コッホ（一八四三―一九一〇）は、次のような、きわめて厳しい裁断の言を投げつけていた。そしてそこに描かれた「パストゥールの研究室」の姿は、ここまで私たちが読んできたパストゥールの言葉と、奇妙な対をなすものにも思われるのである。

> 全体から見て、純粋培養を試みるのは真に気の重いことではある。そして、通常の方法による微小生物の培養を行いながら、しかし私がここで述べたような失敗の原因となることすべてを注意深く取り除くこと――私が思うにこれは不可能なことだが――をしなかった者は、その研究の結果が科学的な人々から十分に正確な方法論で得られたものと見なされず、従って証明力を持つものとして受け取られないことについて、自分自身以外にその責任を問うべき相手はいないのだ。このことは、今日パストゥールの研究室が大量に発表としている（そして実際に驚嘆すべき――たとえそれが見当外れであるにせよ――情熱で続けられている）研究に、とりわけ当てはまる。それらの研究は、狂犬病や羊痘、肋膜肺炎に関わる生物の純粋培養について、信じられない事柄の数々をやってのけている。(6)

（5）前掲「パストゥール研究所開設における演説」三五一頁。傍点は原文による。

（6）Cheyne, W. W., ed., *Recent Essays by Various Authors on Bacteria in Relation to Disease*, London, New Sydenham Society, 1886, pp. 35-36. 傍点は引用者による。

研究所完成までの道程――すなわちみずからの幸運と功績――を語る講演のなかで、パストゥール自身も「私の方から惹き起こしたのでは決してないが私の蒙らなければならなかった」[7]と述べている通り、彼の研究人生においては数多くの大きな論争、論敵があったのだが、しかしコッホほどにパストゥールに痛手を負わせた同時代人はいなかっただろう。しかもその「痛手」とは、実はいわば、まさにそれこそが「科学的」であるためには根幹となるものに関わっていたのであり、その「痛手」を前にしたコッホとパストゥールの運命の分かれ目の痕跡は、科学の方法にも科学史にも、その影響を残しているのである。

コッホがパストゥールに与えた「痛手」が「科学史」に痕跡を残している、というのは次のような、そしてある意味とても単純なことを指す。すなわち、一般的な「細菌学（病原菌理論）の歴史」の叙述においては、大抵コッホがその最後に、ある「完成者」として登場するのである。川喜田愛郎の『近代医学の史的基盤』の第三四章「病原細菌学の誕生とその医学史的意義」然り、その川喜田の仕事によっても参照されているウィリアム・ビュロックの古典『細菌学の歴史』然り、アメリカ微生物学会出版部のためにトーマス・D・ブロックが編纂した史料アンソロジー『微生物学の一里塚の数々』においても、その焦眉《しょうび》にあたる「病原菌理論」の章を完成させるものとして紹介されるのは、コッホの業績にほかならない。

一方で、ポール・ド・クライフの『微生物の狩人』（一九二六年）では次のような表現がなされている。「しかし、パストゥールの絢爛《けんらん》たる生涯の完全な、そして光輝に満ちた終曲（フィナーレ）を読まれる前に、どうか私に脱帽させコッホに敬意を表させてくれ給え――この人こそ、微生物がわれわれにとってもっとも恐ろしい敵であることを真に証明した人であり、微生物学狩りをひとかどの科学に近いものに仕立てあげた人であり、あの定かならぬ英雄時代の、今はすでに半ば忘れられている首領であるのだから」[8]。なお、このド・クライフを指して、パストゥールの研究ノートの詳細な分析から「パストゥールの私的科学」の特殊な姿を見事に描き出した科学史家ジェラルド・ギーソンが「おもしろおかしく書き立てるジャーナリスト」、あるいは「なりそこないの科学者（scientist manqué）」と切り捨てていることについては、ここでひとまず確認するに留めて、深く立ち入ることはしないでおこう[9]。要は、一九世紀末においてパストゥールとコッホという二人の登場人物がどのように「科学史／物語」に位置づけられているかを知るための材料としては、基本的に全体が誇張に満ちているド・クライフの文章にも、私たちにとって読むべき情報が含まれているということだ。

ド・クライフの「パストゥールの絢爛たる生涯」なる表現は、特に低温殺菌法（パストゥールリゼーション）の開発によってカリフォルニアの大規模型ワイン産業に特別な恩恵をもたらしていたり、あるいは前述のパストゥール研究所のほとんど創設神話的役割を果たした狂犬病ワクチン「成功」譚によって、晩年の「パストゥール博士」が得ていた世界的な——とりわけアメリカでの——

（7） 前掲「パストゥール研究所開設における演説」三四九頁。
（8） De Kruif, P., *Microbe Hunters*, San Diego, Harcourt, 1996［1926］, p. 139.（ド・クライフ『微生物の狩人』（上）秋元寿恵夫訳、岩波文庫、二二六頁）傍点は引用者による。
（9） Geison, *The Private Science of Louis Pasteur*, p. 266. 邦訳三〇一頁。

人気を表現するものである。

しかしながら、その傍らでなお「この人こそ、微生物がわれわれにとってもっとも恐ろしい敵であることを真に証明した人であり、微生物学狩りをひとかどの科学（a science）に近いものに仕立てあげた人」であるのはコッホだとド・クライフが主張したことには、それなりの理由がある。そして同様に、先に挙げた他のいくつかの文献においても、「病原性微生物学の歴史」とは、前史としてのパストゥールの発酵研究の後にコッホが登場してある画期をもたらし、そしてそこに起こった「細菌学の誕生」の輝かしい成果の一つとして、あらためてパストゥールによる免疫学への寄与が語られるという構成を示している。その理由に、ここでは目を向けてみたいと思う。

3 「ひとかどの科学」の誕生

ケンブリッジの多才な哲学教授ウィリアム・ヒューエルが「科学一般を専門的に追究する者（cultivator of science in general）」を総称する――その時点では不在であった――語を「われわれは大変必要としている」と表明して、scientistという新語を提案したのは、一八四〇年になる頃のことである。[10] つまり、上に見てきたパストゥールの高らかな「あるべき科学者の姿」についての語りや、あるいはそのパストゥールに対して突きつけられたコッホからの非難は、なにか独自の名づけをなされるべきような活動をしている「科学者たち」という存在の重要性がヒューエルによって主張されてから、およそ半世紀ほど経った時点での出来事だったということになる。

ところで、そのようにしてヒューエルが scientist という存在を、みずからの生きる時代・社会において特に剔出すべき存在だと記した書物『帰納科学の哲学』の三年前の一八三七年には、彼のもう一つの主著、科学史記述の一つの原型を提供したものとも言える三巻本の『帰納科学の歴史』(11)が書かれているのだが、同時代の科学研究の進展を反映して三度にわたり改訂を重ねられたこの『歴史』の最終版、一八五七年の第三版においても、実はまだこの最新の『歴史』に収められるべき「ひとかどの科学」――ド・クライフは a science と呼んだもの――として、「細菌学」の項目を見つけることはできないのである。本書が話題にしている人物たちが活動した舞台とは、したがって、一八五七年の後からのおよそ三〇年の間に形成されたものだということになる。

だとすれば、その三〇年の間に何が起こったのか。そしてそれが、その後にどのような結果をもたらすこととなったのかを見るために、ここからいったんさらに遠く時間を飛んで、一九四四年に、微生物学者としての川喜田が『日新醫學』誌に発表した「Koch の條件について」という文章の一節を読んでみることとしたい。川喜田はそこで、次のように述べている。

---

(10) Whewell, W., *The Philosophy of the Inductive Sciences, Founded upon Their History*, 2nd edition, 2 vols. (The Historical and Philosophical Works of William Whewell, vols. 5 & 6), collected and eds. by G. Buchdahl and L. L. Laudan, London, Frank Cass & Co. Ltd., 1967 [1840/1847], p. 560.

(11) Whewell, *History of the Inductive Sciences, from the Earliest to the Present Times*, London, 3 vols., John W. Parker, 1837.

見方によればKochの仕事はさきにPasteurが醱酵現象について唱へた特異原因體の説を傳染病の畑に持ち込んだだけのことであると言へもしよう。Kochの高弟Löfflerが公平にも承認してゐるやうに、この點に關する天才Pasteurの業績は細菌學の歴史の中でも極めて高く評價されなければならない。ただその着眼と結論とは別としてPasteurの示した事實には色々の不備があつて彼の多くの有力な反對者たちを徹底的には論破しえずに終つてゐたのに反し、Kochが感染病といふより複雑な現象を全く新らしい実驗方法によつて美事に捌き、それによつて得た確實な事實の上に立つその主張が一段と高い水準を示してゐることは誰しも認めるところであらう。[12]

「すべての活動がただ一點に集中されねばならぬこの非常の時に」と前置しながらこの文章を書いた三〇年後に、川喜田は先述の『近代医学の史的基盤』で、二〇世紀に成立した医学の「基盤」を文字通り網羅せんとする大業をなす。いわばその「二〇世紀的科学史の中途」の姿を証言しているのが、この「Kochの條件」だと言ってもよいだろう。そこでの川喜田の議論から、本章では、大きく三つの論点を取り出してみたい。すなわち、コッホにおける方法論的な成功のきわめて大きな意義。それに対置すると、むしろ「間接的」あるいはいっそ「無意識的」とも評することができそうなパストゥールの仕事の歴史的位置づけ。そしてその上で、この二人が生み出したいずれの「科学」に関しても川喜田が強く指摘しなくてはならないと訴える、彼の直面する「現在」において発生している「怠慢」という問題。この三点である。

まずは最初の二点を理解するために、ここからはやや冗長だが、科学史的な確認を続けてみる。

あるいは言い換えるなら、右に引用した川喜田の文章が記している歴史について、少し展開して記述することにしたい。

川喜田が「Pasteurがさきに醗酵現象について唱へた特異原因體」と表現している通り、そしてこれが「Kochの仕事で傳染病の畑に持ち込」まれたのだと述べている通り、コッホとパストゥールは、科学史上ある同じ出発点を形成する二人の歴史的人物であると言える。その出発点とは「特異原因體」であり、そしてそこから開始されることとなった道が「細菌学」であり、さらに「免疫学」ということになる。

ところで、川喜田の論文もこの点を詳述するのであるが、この「醗酵現象」および「傳染病」の「特異原因體」としての「細菌」に関する研究が「ひとかど」の地位を獲得し、そしてそれを踏み固めるためには、パストゥールにとっても、コッホにとっても、それぞれに戦わなければならない「敵」が存在していた。ひとことで言うならばそれは「特異原因體」――ここでより問題をわかりやすくするため言葉を足しておくなら、これを「生きた特異原因體」、すなわち「原因生物」と呼ぶのがよいだろう――などというものはこの世に絶対に存在しない、と主張する同業者たちである。

しかもそれらの主張をする同業者たちとは、同時代的に判断すれば、むしろ彼らの方が「有力者」と呼ぶに相応しい、地位や能力を備えた「一流の科学者」たちだったのである。その名前を挙

(12) 川喜田愛郎「「Kochの條件」について――病原體論序説」『日新醫學』第三三年第一号(一九四四)、三四一―五〇頁、四一頁。

げるなら以下のようになる。パストゥールの眼前の敵としては、一九世紀ヨーロッパに実験生化学の時代を花開かせた大化学者ユストゥス・フォン・リービッヒや、フランスにおける同世代の化学の第一人者の地位をパストゥールと争い続けたマルセラン・ベルトロ、そして誰よりも、フランスを代表する大医学者クロード・ベルナールといった人物が並ぶ。一方のコッホに立ちはだかっていたのは、一九世紀からのドイツ医学の急速な発展の基礎を築いた大生理学者ルドルフ・フィルヒョウ、そして終生コッホの執拗な論敵となった衛生学者マックス・ヨーゼフ・フォン・ペッテンコーファーである。

なお、「生きた特異原因體」が存在するという意見を共有した上で、この微小の「生物」が自然発生――そこには化学的合成過程が含まれる――によってそこかしこに生じるのか、それともむしろこの「生物」の空気中における遍在を理解すべきなのかをめぐる有名な論争「自然発生説論争」も、パストゥールは博物学者フェリックス・アルシメド・プーシェと戦わさなくてはならなかったのだが、本章ではこの「生物」の介在を前提した上での「生成」の過程を問題化した主題の方には、これ以上は立ち入らずにおく。ここでは、いま右に羅列した名前に結びつく論争と、前に見た川喜田の科学史的整理の内容とが、ぴったりと合致することを確認しておく方が重要である。つまり、パストゥールが上記の化学者、生理学者たちと戦わせた論題こそは、「醗酵」における「原因體」が生きているかどうかという、生物学と化学の間にかかわる問いであったのであり、一方の、コッホが戦った問題の方は、より特異的に「傳染病」という病気にかかわる、病理学的な「原因體」の位置づけだったということができる。そして、パストゥールの方がおよそ二〇才年長であることを思えば理解しやすいことであるが、彼が新進の研究者として「醗酵」に関与する「生きた特異體」の存在証明に全力を注ぐ時間を過ごしたその後に、コッホというもうひとりの登場人物が姿を現すという順序で、この「特異體」についての歴史は進行したのであった。

「醗酵」の主題から、「腐敗」という現象を介しての「病変」の主題への展開それ自体は、すでに医化学派の思考体系にも存在し続けてきた、当然の脈路と理解することもできるだろう。そうして確かにパストゥール自身も、ようやく「醗酵」と「自然発生」をめぐる論争のなかで有利な形勢を確保し、その「有力者」としての足場を固めつつあった一八六三年に、早くも「私は腐敗性の病気という神秘に取り組む準備ができている」と主張していたという事実もある。[13] そこから彼は様々な紆余曲折を重ねたのち、やがて一八七〇年代の後半になってついに、「傳染病」という対象にじかに取り組む段階を迎えたのだった。そしてそこにいたって、年若いドイツの医者から、「信じられない事柄の数々（Unglaubliches）」をしていると指弾される事態を経験することになったという訳である。もう一度コッホの言葉を引くならば、「それらの研究は、狂犬病や羊痘、肋膜肺炎に関わる生物の純粋培養について、信じられない事柄の数々をやってのけている」と。

長々と史的な事項を迂回してきたが、つまりは転換点が「純粋培養」にあるのだということ、それゆえにこそ、川喜田が「コッホの条件」を主題化して論じているのだということが、このいわばコッホ自身の証言によって理解できる。またそこに、ド・クライフが「真の証明」と呼ぶ契機が承

(13) Pasteur, *Correspondance*, tome 2, réunie et annotée par P. Vallery-Radot, Paris, Flammarion, 1951, pp. 120-121.

認されているということになる。そして先に長く引いた川喜田の表現の一部を繰り返しておけば、そのコッホの手続きは、「Pasteur の示した事實」に「不備があつ」たことを、パストゥールの「その着眼と結論とは別として」、決定することとなるのである。
パストゥールをその最後の一齣とする「前段階」とコッホとを分かつ点を、川喜田は次のように記述している。

結核症なり脾脱疽なりが傳染性（kontagiös）の病氣であることを證明するだけならば、適當に擇んだ病的材料を實験動物に接種するだけで充分であつた。結核症に關してはさきに有名な Villemin や Cohnheim と Salomonsen の研究があるし、また脾脱疽の研究に Davaine の果した大きな役回りもおよそそこにあつた。然しその作用因子をつきとめるためには、Henle も指摘したやうに、まづそれを取出して手にとつてみなければならない。(14)

「それを取出して手にとつてみなければならない」。この一文は明解だが、その意味するところは、容易には汲み尽せない深さを持つ。
「それ」を「取出」すこと、そして「それ」を「取出した」ことを「真に証明」するためにコッホが作りあげたものについて、川喜田は論じたのだった。これが「コッホの条件」とのちに彼の弟子たちによって呼ばれるようになる、いわば一つの「手続き」である。そしてこのような手続きの確立を目指したコッホの「初期の研究」、すなわち彼の一八七六年の出世作「炭疽の研究」から九〇年の総括的講演「細菌学研究について」にいたる仕事を通じてコッホがなしたことを指して、川喜田は「およそ學問のプロォトテュゥプ」と呼んでいる。

Koch の初期の研究こそはおよそ學問のプロォトテュゥプと仰ぐにふさはしい。學問を疎んじて國力の伸長を期すべきではなく、眞實に對する深き畏れと愛着となくしていかなる學問も存立せざることを確く信ずるが故に、私は敢えて今この時に、その古い話を繰返さうと思ひ立った。(15)

一九四四年という年号、往時の日本の帝国大学系医学部の活動がいかなるものになっていたかを考えること、それ自体が大きな意味を持つ課題であることも、この一節は私たちに思い出させる。その状況の一端を窺わせる資料としても、川喜田がここで「學問」の姿を歴史のなかに求めようとしたことは、記憶しておきたい。

(14) 川喜田「「Koch の條件」について」三九頁。
(15) 同、三五頁。

4　「コッホの条件」と「学問の典型」

少し前の引用で「Koch の高弟」と紹介されているフリードリヒ・レフレル（Löffler）が、一八八三年にまとめた「コッホの条件」とは、以下のようなものだった。

一、その生物が病気の組織の中に、特徴的な形態と配置で常に存在していることが示されなければならない。

二、その動きから見て病気の原因となっていることが考えられる生物が、分離され、そして再び純粋な培養として生育されねばならない。

三、その純粋な培養が実験的に病気を生じさせることが呈示されなければならない。(16)

コッホ自身はこの時期、ここまで定型的な箇条書きにできるほど、「条件」を整理して提案することに力を注いでいない。その代わり、彼がこの時期に開発を進めていたのが、純粋培養とその結果の呈示のための、数々の技術・装置である。七七年にコッホが発表した第二論文のタイトルは、このころの「コッホの初期の研究」が目指すところを実にあからさまにしている。その論文は、「細菌の検査、保存、および写真撮影の方法」と題されていた。

この第二論文が発表された四年後の一八八一年にロンドンで開催された国際医学会議で、パストゥールとコッホという二人の科学者は初めて対面する機会を得ている。大科学者の地位を誇っていたパストゥールは、若い医者が会議で発表した細菌の「検査」と「保存」と「写真」の技術に感心し、これを誉めた。そしてその同じ年に、先に述べた通り、コッホはみずからの技術が取り出す細菌の存在から見れば、パストゥールたちの行為は「信じられない」ものだと宣告したのである。

さらにその三年後の八四年には、一九世紀を通じて世界中に猛威をふるい、人々の強迫観念になるとともに、新しい科学にとっての絶好の課題となっていた伝染病コレラの原因菌をコッホとその弟子たちが同定する(同じ目的でフランスからエジプトに派遣されていたパストゥール研究所チームは、この競争に敗れた)。八二年の結核菌同定とあわせて、時代を象徴する二つの感染症の原因を「取出した」こととなるコッホの生み出した方法が、一つのPrototyp、「典型」「見本」として、その後に続く者たちの行為を決定づけるものとなるのは必定の流れであったろう。すなわち、川喜田の定式によれば、「病氣と病原體との1對1の關係を實證したこと、それは先人のなし遂げなかつた偉業であり、而も彼の拓いた道を歩いた後進の學者たちが一様に確認した原則であつた」[17]という、決定的な研究活動のための土台がそこに成立した。多くの者がこれ以降、コッホを「見本」として追いかけることになる。そして、そのための方法論としての「コッホの条件」と、道具としての実験器具一式は、すでにそこに用意されていたのだ。

(16) Cited in, Brock, T. D., *Robert Koch: A Life in Medicine and Bacteriology*, Washington, D.C., ASM Press, 1999 [1988], p. 180.
(17) 川喜田「「Koch の條件」について」四四頁。

ところで、ここで先に挙げていた三つの論点のうちの最後、一九四四年の川喜田にとっての「現在」に、目を転じてみることとしたい。

結論から先に言えば、川喜田はその「現在」において、コッホによって「病原體」が「取出して手にとって」見られた後、それを「一様に」手から手へと受け継ぐようにしてこの科学の歴史を形成することとなった者たちの間に生まれたという「怠慢」を糾弾するのである。それはいったい、どのような事態であると理解されるべきなのか。

先に名を挙げたド・クライフのような人物への評価においては、川喜田はギーソンとまったく同じ姿勢を示しており、ド・クライフの書いた書物の「微生物の狩人」というタイトルそれ自体が象徴する、この科学への理解のあり方の浅薄さを、何度も繰り返し批判している。たとえば四四年の文章では、「宇治川の先陣争ひにも似た病原體の發見――廣く讀まれた de Kruif の著書の標題をもぢつて言へば“microbe hunting”というやうなことは、少くとも今日の細菌學の本流をなすテーマではないやうに私には考へられる」[18]といった具合で、「病原体の同定」に論点を集約しがちな同時代の研究動向に対する批判的姿勢が表現されている。とはいえ、この時期までには、ド・クライフが体現するような新科学たる細菌学への期待と射幸心の第一の舞台であったアメリカでの野口英世による一連の「大発見」と、彼の「病原菌狩り」の最中の病死（二八年）に続くそれらの「発見」のほとんどについての否定（「黄熱研究に於ける野口の不幸な失敗を思ひ出すまでもなく…」[19]）も経験されており、したがって、「病原体狩り」競争の発生それ自体をあらためて非難することが、川喜田の「現在」批判の本筋であるわけではない。

なお、少し横道にそれる話ではあるが、ちょうど野口の死の翌年から、野口がその原因となる「細菌」を発見したと主張していた黄熱病の原因として、当時の光学技術ではまだ不可視であった極小病原体、つまりウイルスがこれに関与しているという見方がほぼ確定的になる。それ以降、電子顕微鏡の開発という出来事も挟んで、歴史的に考えて決して「それを取出し手にとる」ことが不可能であったなにものかが「混ざっている」状態であった、「適當」な「病的材料」から狂犬病ワクチンを製造することにいちおう「成功」していたパストゥールの、おそらくは本人も認識しきれてはいなかった「業績」が説明されるというプロセスも、四四年までには一定の程度進められている。

さて、そのような段階にあって――そして同時に、「この非常の時」とも称される時期に――川喜田が提起した問題とは、以下のようなものであった。そして、先取りして述べるならば、ここで呈示された問題的な状況とは、細菌学あるいは免疫学という科学の「理解」の水準においても、それから「実践」の水準においても、同様に現象しているのだと彼は警告することになる。川喜田はまず二〇世紀初頭までに、コッホの「新に示した實り多い方法に準據して」、「細菌學の歴史に於ても最も華麗な一時期」が生じたとする。そして、次のような言葉を続ける。

(18) 同、三五頁。
(19) 同、四五頁。

だが、もしかするとそのあいだに、病原體の發見こそ細菌學の主要な任務であるといふやうな謬見が知らずに芽生えてはゐなかつたらうか。未知の病原體を追ひかけてゐるうちに――劇しかつたその競争の餘燼はいまださけきらずに時々燻ぶる――問題のはじまりとその完結とをとり違へる誤解がいつのまにか根を下してはゐなかつたらうか。[20]

このような問いかけから始まり、そこでしばらく続けられる「私はいま、病原體の決定といふことの本質的な意義を冷静に考えてみたい」という決意に支えられた考察は、コッホの仕事によって「事實」として確定された「病氣と病原體の1對1關係」が、「逆に病原體の側から病氣をみる新しい立場の開けて來たこと」という帰結を生み出すのだという、まずは「理解」の水準における新しい科学のもたらすところへの議論となる。

川喜田の表現によれば、この科学の提供する「新しい立場」とは、「それは感染と言はれる現象をそのプロテアンな出來上りの姿に於て眺めることをやめ、溯つてその成立ちから見直さうとする態度であ」り、「それによって多くの無用の混亂が整理されたばかりでなく、それまで人の注意をのがれてゐたさまざまの問題が次第に明らかにされることにもなつたのである」[21]というようなものとなる。ここで、ひとまず乱暴な整理をしておくなら、パストゥールとコッホは「病原體を観る」という立場は共有していただろうが、「病原體の側から病氣を眺める」という立場において、特にこの「病原體」という「生物」への理解の点で、同じ場所には立っていなかった。そしてその結果として、コッホの立ちあげた科学のもたらす「眺め方」からは「無用の混亂」と見なされる領域に、パストゥールの見ていたものの多くは、いったん回収されてしまうことになったのだった。

川喜田の考察は続く。「細菌学は同時に又、大群感染の原因論の一部として流行學（Epidemiology）にも属してゐる」との確認を示して、ここから「大小2種の生物の遭遇によつて起る感染病は、個體の感染として又大群の感染として、二様の相貌を以てあらはれ、二様の取扱ひを要求する」[22]といった認識を論じていくくだりは興味深く、またさらに続けて精密化を目指される防疫という予防策についての議論も、時局と関連づけて、限界も含めて誠実に記述されている。そしてさらに筆を進めて、上記の「大小2種の生物の遭遇」であるという性質を利用する、いわば「(体)内的」な予防医学である免疫学の意義が強調される箇所においては、パストゥールの研究とコッホの「不滅の業績」とが結び直されて語られ、あれほどに厳しい言葉で「病原體」をめぐって互いの認識を排除し合おうとしていたかのような二人の実人生での様々が、同じ「意義」の下でこの時期までに、確かな一つの科学として統合されているかのようにも読める。

ところで、そのように新しい科学なるもの、その成立につながったコッホの仕事の意義について考察を続けた最後に、川喜田はそのコッホが、コレラ菌と宿主との間に、種の違いによって感作性の差異が生じるという壁に突き当たった——そしてコレラ研究の後は、病因論の探究を「中絶」し

（20） 同箇所。
（21） 同箇所。
（22） 同、四六頁。

てしまった――という史的事実に言及している。そしてここから、「実践」について、より端的に言えば、先に見たレフレルの整理による「コッホの条件」の三番目の条件を満たすために行なわれる「動物実験」の取り扱いについて、強い文言で批判するのである。

すなわち、コッホが開発した技術を受け継いで純粋培養された細菌を、ある実験動物に接種して、そこに病気が発生したら「病気‐感染症」の一対一関係成立、とする手続きの、この三番目について、それが「研究者をして動物実験を與し易しと見縊らせた傾向がありはしなかつたらうか」というような事態が、彼がこの文章を書いている時点までに生じたと川喜田は指摘するのである。

このやうにして、一々の感染病の免疫學を、抽象的に考へられた免疫學から演繹する癖がまつはりついた。それはおよそ實證性を尚ぶ自然科學にふさはしくない態度であつた。免疫學がその発展のはじめのころ調子よく色々な目覺ましい成果を擧げたことが、知らず知らず人をこの種の安易な道につかせたかにみえる。(23)

「抽象的に考えられた学」の下で「実験が与し易しと見くびられる」という状況は、今日の私たちにとっても、実に興味深いものではないだろうか。そうして、川喜田はそのような事態を眼前にしながら、次のように訴えている。

今日になると、このやうな怠慢はもはや許されないやうな事態があちこちに山積してゐる。當座の間に合せならともかく、眞に強力な實践はまぐれ當りからは引出せないからである。／Zurück zu Koch! われわれはもう一度あの生き生きとしたKochの精神にまでもどらなくてはならぬ。(24)

5 「怠慢」

しかしながら、と、この一九四四年の川喜田の訴えに対して、私たちは問い返さなくてはならない。

川喜田は、「人をこの種の安易な道につかせた」、すなわち「一々の感染病の免疫學を、抽象的に考へられた免疫學から演繹する癖がまつはりついた」のは、もっぱら血清学というコッホの細菌学の成功に続く応用の学の成功のせいなのであって、それが「調子よく色々な目覚ましい成果を挙げたこと」が理由ではないかと述べている。

しかしながら、むしろそのような「目覚ましさ」は、まさに始まりとしての「コッホの科学」の方にこそ、実は求めるべきものではないのだろうか。

つまり伝染性を持つ病気という「プロテアン」な現象の「作用因子を取出して手にとって確かめ

(23) 同、四九頁。
(24) 同箇所。

た」、そしてパストゥールの示した「病原體の姿」を、それでは単にまだ「極度に複雑な混合物」でしかないと糾弾しながらみずからの科学を作りあげたコッホの目指したところに、すでに初めから、「問題のはじまりとその完結とをとり違へる誤解」なる認識の形は、織り込まれていたのではないのだろうか。その「誤解」と「Koch の精神」とは、排除的であるよりも、もっと根源的で緊密な関係を結んでいるのではないのか？

　そもそも、方法論を整理すること、方法を確定するときには、「怠慢」はむしろそこに制度的に織り込まれるものではないのか。確かめるべきことを三つのポイントに絞り込むこと、そのために最も有用な道具の数々を生み出すこと、それはたとえ「Koch の精神」をみずからのうちに含まなくとも、できる限りそれに似た姿で、誰でもコッホが最初に行なった事柄を「繰り返せる」ようにすることを目的としていたのではなかったのか。

　「われわれはもう一度あの生き生きとした Koch の精神にまで戻らねばならぬ」は、川喜田の意図においては、言うまでもなく科学者の一回ごとの実践、その自己意識に対して要求されていたものであろうが、しかしまったく別の意味においても、私たちに向かって呼びかけてくるものとなる。そしてそれは、生命科学の科学認識論を記述し続けた哲学者ジョルジュ・カンギレムが、「したがって、次のようなことだけが残っている。認識論研究者にとって科学を実践するとは、認識の生産者が自らの振舞いについて説明した原典テクストを勤勉に熟読することによって、認識を生産する所作を復元しようと努めながら、科学者の実践をまねる（mimer）ことに帰着するのである」[25]と記した、その意味においてである。

なぜ、彼ら＝私たちはそのように認識したのだろう。そして、そのように認識したことが、その後の私たちに、何をゆるしたのだろう。「學問のプロォトテュウプ」は、少なくともコッホは、「原典テクストを勤勉に熟読すること」なくとも「認識」が「生産」されうる独自の「所作」こそを、その後の歴史に遺したものにほかならない。そのつど思考せずとも、その「所作」を実践すれば、そこに発生する「認識」というものが確かにある。このような「怠慢」は、「最初のプロォトテュウプ」の後、繰り返され続ける「認識の生産」に、常にいくばくか組み込まれているはずだ。（そして「宇治川の先陣争ひ」のような「速度」の支配する状況では、自動的な「所作」の領域だけが肥大化することは想像に難くない。）ある種の「怠慢」こそが、最初の「認識」に基づく「生産」を、その後に反復的・自動的に生み出させ続けるための形式の稼働条件となっているはずだからだ。

私たちの認識は怠慢な反復なのかもしれない。だから、私たちは時折立ち止まって問わなければならない。「私たちは最初に、何を信じたのだったか」を。

（25） Canguilhem, *Idéologie et rationalité dans l'histoire des sciences de la vie, 2e edition revue et corrigée*, Paris, J. Vrin, 2000, p. 18.（カンギレム『生命科学の歴史――イデオロギーと合理性』杉山吉弘訳、法政大学出版局、二〇〇六年、一四頁）

10　自生するものについて　――アメリカ、二〇世紀をめぐる試論

円環はふたたび閉じ、新たな作用が始まる。
――ジャン・スタロビンスキ『作用と反作用』(1)

1　二つの科学

科学史家チャールズ・C・ギリスピーは、一九八一年に京都の同志社大学に招かれ、創設者・新島襄を記念する「新島レクチャー」のために二日間の講演を行なった。講演はそれぞれ、「アメリカ科学の成人（一九一〇―一九七〇）」、「フランス科学の繁栄（一七七〇―一八三〇）」と題された。後に『科学の職業化』の題で刊行されたこの二本の講演(2)の舞台のうち、フランスは彼にとってそれまで長く研究し続けてきた専門領域であり、一方でアメリカは彼が「数年前、手を広げること、あるいはむしろ古巣に戻ることを決めて」、プリンストン大学に新しく学部生向けの科目を開設したばかりの主題だった。初日のアメリカ論は、この「アメリカ科学史（History of American science）」講義での主要な議論を要約したものだという(3)。

彼は講演の冒頭で、「科学が社会と文化に対して持つ関係」をフランスとアメリカという二つの異なる歴史的領域において比較することは、日本人の聴衆たちにとっても意義を持つはずだと語った。「私は日本の歴史についてはは嘆かわしいほど何も知りません。〔…〕ですが、私はまず初めに、アメリカにおける職業的科学の誕生は、日本における西洋型の科学と技術の導入と、歴史的にほぼ同時に起こっているということを申しあげておくことは許されると思います。おそらく、両者はともに、文化変容の問題として研究されることができるでしょう」[4]。彼はこのとき実際、まさに「文化変容の問題」を体感していたのかもしれない。黒船の到来時に一〇歳だった上州安中藩士の息子、新島七五三太《しめた》少年が数奇の運命を辿った末に設立された同志社大学の、「その京都の中心にあるキャンパスの真ん中に、アーモスト大学のキャンパスにあっても何もおかしくない、フェデラル様式のレンガの迎賓センターがある」[5]という空間に立ったことは、彼に強い印象を残したように見える。「本当に同じものが、そこにはある（Its like, indeed, is there）」[6]と、このときの経験について後に彼は記している。彼は自分がこれから語ろうとしている二つの地域・時代の間の連関が、さらに他の数多の第三項たちへとつながれるべきものであることを、確認したばかりだったのかもしれない。

ギリスピーは一九一八年ペンシルヴァニアに生まれたアメリカ人である。アメリカ科学史の講演において、彼はやや誇張して、この「二〇世紀初頭生まれのアメリカ人」の立場から語ることを選んだ。

科学史家としての彼にはむしろフランス科学の方が親しい領域であるが、しかし「学問的にはそうでなくとも、個人的な意味では、フランスよりもアメリカのケースの方がより身近なものです」[7]。「アメリカ科学の成人」という講演の舞台とされた時期と場所で、まさにみずからも成人した彼の眼をレンズとして、率直に内側から描かれる「青年期の」アメリカは生気に満ちている。そして、この「青年アメリカ」へのまなざしの質において、ギリスピーは最も効果的な人物の名を語り相手として持ち出すことで、自分の「アメリカ人」という位置を、聴衆に向かって際立たせるという戦略をとる。その人物との関係において、ギリスピーは見事にこのアメリカ講演と次のフランス論との関係、そして自分自身とフランスという研究対象との関係までを、同時にこの対比の下に示唆し

（1）Starobinski, J., *Action et réaction : Vie et aventures d'un couple*, Paris, Éditions du Seuil, 1999, p. 356.（スタロバンスキー『作用と反作用——ある概念の生涯と冒険』井田尚訳、法政大学出版局、二〇〇四年、三六三頁）

（2）Gillispie, C. C., *The Professionalization of Science : France, 1770-1830, Compared to the United States, 1910-1970*, Kyoto, Doshisha University Press, 1983. のちにGillispie, *Essays and Reviews in History and History of Science*, Philadelphia, American Philosophical Society, 2007, pp. 196-222. に加筆の上で再録された。また本章執筆（二〇一〇年）の直後に、次の邦訳が出版されている。ギリスピー「科学というプロフェッションの出現Ｉ　アメリカ科学の成熟一九一〇—一九七〇」『科学というプロフェッションの出現——ギリスピー科学史論選』島尾永康訳、みすず書房、二〇一〇年所収。

（3）Gillispie, *Essays and Reviews in History and History of Science*, p. 198.

（4）Ibid., p. 199.

（5）Ibid., p. 198.

（6）Ibid.

（7）Ibid., p. 199.

てみせるのである。彼の「アメリカ科学史」は、このような明確な意図をもって召喚されたアレクシ・ド・トクヴィルの、『アメリカのデモクラシー』におけるいくつかの言葉に対して、「我々の・我々は」という語を使いながら応答するという形で語りだされている。

一八三一年に若き調査者としてのトクヴィルが見たアメリカと、その一〇〇年後にギリスピーが「一九三〇年代の学生の一人」として生きたアメリカとが、こうして図式的に語り合わされることになるのであるが、それはちょうど、「アメリカ」がその一世紀の間にすっかり成長して、まだ荒削りだった自分を見て驚きの溜め息をついたフランスからの客と、向き合って言葉を交わせるまでになったというかのような趣を見せる。もちろんギリスピーは、その一世紀の間のアメリカの大発展を誇って、時代遅れに新世界を侮り嘆いたヨーロッパ人を断罪するわけではない。それはトクヴィルが、野蛮な新大陸の社会と風習に眉をひそめることで自分たちの社交空間を作りあげていた、往時の多くのヨーロッパからの客人たちとはまったく異なる目と感覚で、アメリカを旅し見つめたことと同じである。この相似形ゆえにトクヴィルを取りあげるのだということはギリスピーも明言している。彼らはともに「学者」であり、初めに「異邦人としての距離」を持ちながらもそれを越える「理解」を互いの世界に対して抱くにいたった点で共通している（「さらに、彼のアメリカに対する関係は私のフランスに対する関係と、ちょうどお互いに向かい合うものだったのです」[8]）。

そしておそらくはこの両者の対峙という図式化によって、第三者と見なされた日本の聴衆たちは、まずギリスピーの二日間の講演のための最も大事な前提を、理解するよう促されていたのではないだろうか。すなわち、彼がこれから話そうとしているアメリカの科学とフランスの科学とは違うものである、ということについて。

2　新成人の出来　――アメリカの科学史

講演においてギリスピーが具体的に応答したのは、『アメリカのデモクラシー』の第二巻第一部第九章（「アメリカ人の実例は民主的国民が学問、文学、芸術への適性を欠き、その趣味をもたない証明にならないのはどうしてか」）のいくつかの記述と、それから特に、続く第一〇章（「アメリカ人はなぜ理論より学問の実用にこだわるのか」）の議論に対してであった。(9)

第九章でのトクヴィルの議論、特にその冒頭は短いなかに細かいねじれを含んでいて、確かにそれ自体が興味深いテクストである。章題の通り、主題となっているのは民主的な社会の発展と、「高度な学問・芸術」の不在、すなわち「精神的なもの」や「美しいもの」の欠如とを、一つの必然的な関連として片付けようとする態度への反駁である。トクヴィルはアメリカで学芸が発展していないのは「認めねばならない」が、それは「アメリカ的」問題なのであって「民主的」な社会一般の問題ではないのだと主張している(10)（そしてギリスピーはこれを受けて、「よりいっそう傷つけるこ

（8）　Ibid.
（9）　A・ド・トクヴィル『アメリカのデモクラシー』第二巻（上）、松本礼二訳、岩波文庫、六八―八九頁。

とは、トクヴィルはこの低水準の事態を、多くの人が考えたであろうように我々が民主的であることに帰するのではなく、むしろ我々がアメリカ人であるということによるものだとするのです」[11]と嘆いてみせている)。

ところで、ここでアメリカの事例を「民主的社会一般」の事例と混同してはならないのと同様に、ヨーロッパ人はアメリカ人を自分たちから切り離して考えてはならないとも、トクヴィルは続けて言う。ここに彼の繊細な思考の足取りが現れる。観察者としての彼は、アメリカに対して設定すべきみずからの視点の距離を、精密に調節しようと努めている。アメリカとは特殊な例である。しかし、それはヨーロッパ人と無関係のものではない。そしてまさにそれゆえにこそ、アメリカ人たちは現在のアメリカ人のようになったのだと、トクヴィルは説くのである。アメリカとは、ヨーロッパのある一部――「イギリス」という、フランス人トクヴィルにとってのもう一つの異域――が別の場所で、独自の展開を遂げたものである。「合衆国の人民はイギリス人の一部が新世界の森林開拓に当たっているものであり、残りの部分はそれに対して、より余暇に恵まれ、生きるための物質的配慮を気にせず、考えることに集中し、人間精神をあらゆる方向に発達させることができるのである」[12]。そして「学識を誇り文芸を好むヨーロッパが真理の一般的源泉に繰り返し立ち返ることを引き受け」ている間に、「アメリカの住民は共通の起源と類似の習慣によって自分たちが固くつながっている一国民を特別視していた。この国民の中に著名な学者、すぐれた芸術家、偉大な作家を見出せば、知的財貨の宝の山を労せずして手に入れることができ、自ら宝を集める努力を払う必要はなかった」[13]のだ。

アメリカ人の姿は確かに「まったく例外的」[14]なものである。したがって、それ自体を到来しつつある「民主社会」の相貌だと、一足飛びに抽象的な理念へと転じさせてはならない。同時にこの「例外」が自分たちと完全に隔絶したものだと考えてもならない。トクヴィルはみずからがよく知るものから出現した一つの状況、一個の具体化した運命として、厳密にこの「固有」を眺め直すよう同胞たちにすすめるのである。アメリカという具体的な「一社会」に固有のいわば「社会学的事実」を観察するからこそ、それは別の「一社会」たるフランスを彼に考察させるいくつもの有益な枠組を与えるだろう。それらの枠組において「一社会」が経験した事態を理解するからこそ、逆にそこから理念的に「このような社会」に訪れるかもしれない将来を論じてみる足場が得られるのであろう。同章の後半では、「民主的で自由な社会」に、やがて「無限なもの、精神的なもの、美しいもの」へと本性的に向かわずにいない（とトクヴィルが信じる）人間精神が生み出すであろう活動の、その可能性と限界とが考察されている。その考察と、次に書かれるような「アメリカ人」についての理解とは、彼のなかではまず峻厳に区別されながら、その位相差のゆえにこそ重ね合わせ眺められるべき、特権的な二つの社会学的図像なのである。「彼らの起源はまったく清教徒《ピューリタン》的であ

(10) 同書六八頁。
(11) Gillispie, *Essays and Reviews in History and History of Science*, p. 200.
(12) トクヴィル『アメリカのデモクラシー』第二巻（上）、七〇頁。
(13) 同箇所。
(14) 同書七一頁。

り、習慣は商売一辺倒、住んでいる土地そのものが学問、文学、芸術の研究から彼らの知的関心をそらせている。ヨーロッパと隣り合っていることが、これらを研究せずとも野蛮に帰らずにすむことを彼らに許している。ここでは主要な原因しかあげることができなかったが、数多くの要因が与《あずか》って、アメリカ人の精神を純粋に物質的なことがらを考えるように異様なまでに集中させた。情念と欲求、教育と状況、実際すべてが合衆国の住民の目を地上に向けるのに力を合わせているように見える。宗教だけが、時折、移ろいやすく気のない視線を天上に向けさせることがあるだけである」(15)。

さて、続く第一〇章は、このように近しくも異様なアメリカ人が、「故郷」に残ったヨーロッパ人たちに「真理」と「哲学」を任せている間に、何を突出させたかについて論じている。これも章題から明らかな通り、それは「実用」の部分であり、これこそは一〇〇年後の青年ギリスピーがまさに実体験した「事実」でもある。そしてこの歴然たる事実を結節点としながら、ギリスピーは、彼の側から見える「アメリカ」を、彼の偉大なるフランスの対話者へと投げ返していくことになるのである。

「一九三〇年代に青年期を過ごしたアメリカ人」としての語りを選んだギリスピーが、「アメリカの科学」の固有性によりいっそうの権利を主張するのは、何も不思議なことではないと思われるかもしれない。しかしながらここにおけるギリスピーの議論は、選択的にトクヴィルと対比すべきものとして呈示された、彼自身の意識的な「学問的姿勢」について先に強調しておいた通りに、決して単純に「アメリカ人によるアメリカの弁護」として理解されてよいものではない。

トクヴィル自身も応用にかかわる領域におけるアメリカ人の躍進の現実的な目覚ましさを認め、彼ら独特のありようの結果として、「力学の一般法則の一つとして発見したことのないアメリカ人が、航海術では世界の海を一変させた新しい機関を導入した」(16)ことには言及している。なるほど二〇世紀以前の科学史上にその名を残したアメリカ人と言えばフランクリンとギブズくらいしか思いつかれない、と科学史家ギリスピーは頷く。しかし、トクヴィルも触れずにいなかった蒸気船を発明してセーヌ河を走らせたアメリカ人フルトン(一八〇三年)、繰綿機を作りアメリカ南部に綿産業の王国を出現させたホイットニー(一七九三年)、ワシントンとボルチモア間の電信を成功させたモールス(一八四四年)、それからアメリカ初の蒸気船を建造したペリー提督(一八三三年)……、これらの名前を連ねながら、ギリスピーは次のように主張することになる。「彼らの、そしてその他何千という機械は、いかにも不十分に応用として定義されていますが、どこか別のところに真の生命を持っている科学というものの身体から、その活力を引き出している寄生物として分類されるには、あまりにも力強いものです」(17)。

トクヴィルは社会学の誕生期における自覚せざる社会学者であったが、一方でギリスピーは、きわめて自覚的に科学史家であろうとしている人物である。したがって、もとより当然のことながら、

(15) 同箇所。
(16) 同書八五頁。
(17) Gillispie, *Essays and Reviews in History and History of Science*, p. 200.

この両者には先にギリスピーが方法的に強調した共通点とは別に、決定的に異なる部分もある。たとえば「学問」としての「科学」のありようは、トクヴィルの論じるそれとギリスピーの考えるそれとでは大きく異なっている。右のような「応用」が「寄生物」であることを否定して、そこに「固有の生命力」を主張する科学観それ自体は、トクヴィルがアメリカを旅した時からの一〇〇年の間に展開された科学史と、それから一方では科学史および科学哲学という学問の歴史とを、同時に反映するものであることが指摘されるべきだろう。二〇世紀後半における科学史的研究の対象が、無条件にただ一つの「真の生命」を持ったなにものかではありえないことを、たとえば、『科学革命の構造』を出版したばかりのトーマス・S・クーンを六四年にプリンストン大に招聘した人物であるギリスピーは、もちろんよく知っているからである。

ギリスピーは、大恐慌後の三〇年代を生きるアメリカ人学生にとって、化学、工学、電気学、航空力学、地質学、そして医学といった「理系」学問がいかに切実に「より前途多望な」領域として感じられたかを、実際そのエートスに身を浸した者として証言している。ただし、これは決して単に恐慌後のアメリカにおける経済的条件に対応しようとしただけの態度ではない。そうではなく、それはなにか「アメリカ的経験」というもののうちにその形成を跡づけるべき態度なのだと彼は強調する。「私たちのほとんどはトクヴィルについて聞いたこともなかった。私たちのうち誰も、たとえば魚の群れが自分たちの生き呼吸している小川について知りうる以上に、アメリカの科学というものについての形式的な理解などというものを持ってはいなかった。もし私たちが基礎科学に低い価値しか認めない文化に属しているのだと言われたとしたら、さぞ驚いたことだろう。驚くだろうし、納得しなかっただろう。そしていまや私は、科学それ自体が、そのような結論を発見する諸学問の研究対象たりうることはよく知っているのだが、それでもなお納得しないのだ」[18]。このように思わずにいられないギリスピーが辿る、アメリカの科学の歩みとは、ではどのようなものだったのだろうか？

一九世紀後半のアメリカは、同時代における先駆者たる西ヨーロッパ諸国の例のうちから、選択的にドイツの方法を輸入することで、その科学の形成を図った[19]。まず確認しておくならば、この時点で「科学」は、すでにトクヴィルの眼前にあったものから、先に述べた第一の意味において決定的な一歩を踏み出している。今日我々が科学史上に追跡できる事実として、特にフランスとドイツという二つの場所において、科学の形式と内容は、一九世紀を通じて交差的な足取りを描きながら変貌していくこととなったからだ。ギリスピーはこの史的展開を「大学」と「産業」と『学問」、そして——発展期のアメリカ科学においてそれはむしろ「不在」の形で確認されることになるのだが——「政府」あるいは「国家」という、四つの項のかかわりによって説明する。

まずフランスにおいて社会的存在としての科学の新たな様態（ギリスピーはこれを「専門職業化」として主題化するものである）が顕著になるのは一八世紀の後半であるが、この変化は大革命を挟む前後の政治的諸状況に深く連動しながら、諸アカデミーもろともコンドルセやラヴォアジェを死に

（18） Ibid., p. 201.
（19） Ibid., p. 202ff.

追いやった恐怖政治期を生き延びた科学者たちの手によって、一つの国家的な教育制度、すなわち「理工科学校」として具体化することとなる。[20] 一七九四年、化学者フルクロワは同校の前身である中央公共事業学校の設立を提案する国民公会演説において、この学校を「啓蒙の影響力を共和国の防衛に役立てる機会」と呼んだ。[21] 同校と高等師範学校は「共和国にすぐに利益をもたらす」ためにフランス国中の「すでによく準備のできた若者」を集め、国家を支える人的資源を啓蒙の効果によって確保する特権的機構としての役割を果たすだろう。

ところで、このフランスの「革命的な」教育制度に学んで隣国ドイツで生まれることになるこれに似た制度は、しかしやがて独自の発展を遂げて、一九世紀の終わりまでには、たとえばフランスが——「科学による反革命」論者フリードリヒ・A・ハイエクによれば——「明らかに世界第一級の地位からドイツのみならず他の諸国よりも劣る地位に相対的に衰退」[22]したと評されるような事態が到来した。理工科学校の教授ゲイ・リュサックの指導を受けたドイツ人化学者ユスタス・フォン・リービッヒは、帰国するとギーセン大学で徹底して設計された「実験室教育」を開始する。一八三〇年代に確立するこの「ギーセン・プログラム」は改革の波にもまれていたドイツの各大学に強く影響を与え、「研究型」の諸大学および技術学校の発展の強力な呼び水となるだろう。やがて普仏戦争の直前の一八六八年、高等師範学校の理科学教育の責任者となっていたパストゥールは、彼の国家に向けて次のように訴えることになる。「実験室は未来、富、幸福の殿堂である。[…]こういった真理の有益な息吹を受けた民族がある。ここ三十年来ドイツは全国に大きくて立派な実験室をつくったが、今も日々新しい実験室が誕生している。ベルリンとボンは共に四百万フランをかけて化学研究のための施設をつくった。セント・ペテルスブルクは三百万フランで生理学研究所をつくった。イギリス、アメリカ、オーストリア、バイエルンも研究に対して気前よく出費している。［…］それでは、フランスはどうか？」[23]。

アメリカで採用され広く展開するドイツ型「研究大学」のありようは理工科学校と似ていながら、重要な一点において対照的であるとギリスピーは指摘する。すなわち先述の四項のうちの「政治」を明らかに反映して、パリの理工科学校の国内諸教育機関に対する中央集権的な性格とは逆に、ドイツとアメリカにおける諸大学は「連邦的」なものとして形成されていくこととなった。このような大学・研究機関のあり方の違いは、「競争」という原理が科学研究に与える作用において、決定的な差異をもたらす。そしてここに「産業」の要素がさらに独自の活力と資源として強く参入して

（20）政治的要請に応える専門家集団として生成し行動する一八世紀フランスの科学者の諸相を詳細に追うギリスピーの研究は Gillispie, *Science and Polity in France: The End of the Old Regime*, Princeton NJ, Princeton University Press, 1980 にまとめられている。また、次の包括的な歴史研究も参照されたい。隠岐さや香『科学アカデミーと「有用な」科学——フォントネルの夢からコンドルセのユートピアへ』名古屋大学出版会、二〇一一年。

（21）コンドルセ他『フランス革命期の公教育論』阪上孝編訳、岩波文庫、二〇〇二年二八四頁。

（22）Hayek, F. A., *The Counter Revolution of Science: Studies on the Abuse of Reason*, 2nd ed., Indianapolis, Liberty Fund, 1979 [1952], p. 194.（ハイエク『科学による反革命——理性の濫用』佐藤茂行訳、木鐸社、二〇〇四年、一五八頁）

（23）Pasteur, L., « Quelques réflexions sur la science en France », *Œuvres de Pasteur*, tome 7, réunies par F. Vallery-Radot, Paris, Masson et Cie, 1922, p. 200.（『科学の名著10 パストゥール』長野敬編訳、朝日出版社、一九八一年、四〇五頁）

ゆくドイツとアメリカ共通の状況は、科学が遂行される動機と方法と場所とに、明らかに一八・一九世紀のフランスが知っていたそれとは異なる姿を与えることになった。

たとえば一八七六年、ボルチモアの鉄道王の遺産によって設立されたジョンズ・ホプキンズ大学の医学教育モデルは、すぐさまハーバード、イエール、プリンストンといった既存の権威ある諸機関に浸透することになった。このジョンズ・ホプキンズ大医学部の初代学部長であるW・H・ウェルチは、その二五年後には、石油王ロックフェラーの莫大な私財を消費するために設立されたロックフェラー医学研究所の初代理事長も務めている。彼は草創期の細菌学と公衆衛生を主にドイツ語圏の大学で修め帰国した人間であり、ドイツ型実験室の方法と器具をアメリカに持ち帰り、これを基盤にアメリカ医学を築いてゆく（なお周知のとおり、ほぼ同じ時期に、日本でも北里柴三郎によって同じことが行なわれる）。この時期、一九世紀から第一次大戦にかけてアメリカにおいては、「第一次大戦までは実質的にドイツ科学であった」医学と有機化学、あるいは「ここにおいては明らかにアメリカの産業的研究が先導者であった」電気学が、資金と学生とが最も集中した領域となった[24]。このような、一九世紀には世界規模に顕著な特徴であると言える科学研究総体への人的および経済的な資源投入の急増は、同じように急速に科学それ自体の、いわば「内的」な変化をも惹起する力を持つ。すなわちここには、「新しい科学」が生まれるのである。

新興国アメリカは、この「新しい科学」の生成しやすい領野から、単なる「生徒」の学びと応用の分を越えて、先導的な「基礎」の部分への参入を果たしていくことになる。ギリスピーによれば、アメリカによる基礎科学への最初の参入は、遺伝学、物理化学、天体物理学の三分野で、第一次世界大戦の前夜に実現した。彼が一八六五年（「南北戦争の終わり」）に起点を設定する「アメリカ科学史」のなかで、ほかならぬ一九一〇年にその「成人期」の開始を主張する所以である。

さて、まずアメリカの側からこの出来事を見るならば、なるほど問いは次のように発せられることになるのだろう。

これらの三つの研究領域がすべて複合科学であり、そして元々の学問領域の境界の上にというより、むしろそれらの間の結合の内に生じたという点で共通していることは、おそらく注目に値する。専門的科学の初期の段階において、つまり境界線が厳格なものになりすぎる前には、学問領域の境界線を越えることが容易だったと結論してよいのだろうか？　そして、アメリカの制度が他に比べれば持っていた流動性や柔軟性が、すでに確立された分野においてはアメリカ科学がほとんど競争力を持ち得なかった同じ時代に、その時期ならではの、ある優位性を我々に与えたのだ、と？[25]

しかしながら、この問いかけがひとたび「そういうことなのかもしれない（It may be so）」[26]と首肯されたならば、その後すぐに続いて確認されるべきは、この「アメリカ的」と呼ばれている経験

（24）Gillispie, *Essays and Reviews in History and History of Science*, p. 203.
（25）Ibid., p. 205.
（26）Ibid.

が、むしろ「科学」それ自体の主要な経験となっていく、もう一つの歴史的事態というべきものである。

まず一方には、コロンビア大学のトーマス・ハント・モーガン一門が、確かに一九一〇年頃から、ショウジョウバエを精査しながら拓くことになるメンデル遺伝学の新たな領野、「遺伝子」という概念に物質性が与えられた新たな段階と、そこに出現する研究上の広大な新世界というものがある。世紀の初めに有名な「再発見」がなされてもなお、原理としては考察可能でも実際に分析の対象とされるべき物体と決定的に出会えてはいなかった一九世紀オーストリア人僧侶メンデルの「遺伝の法則」が、染色体のさらなる細分化につながる形で実体化への道を示されたことの意義は大きく強調されるべきものである(27)。

また、ギリスピーは物理・化学の分野において、アメリカ産業界の科学に対する欲求がある時から「応用」としての間接性を飛び越えて、むしろ直接研究それ自体に向けられるようになったことも確認している。応用すべき材料である、基礎研究の成果それ自体を、産業すなわち経済力が渇望し産出に直接関与する構図が現れる一時点があるというのだ。応用は早々に既存の基礎研究を追い越してしまうのである。応用の局面における実際的利益に対する欲望それ自体が、基礎研究の活力となり、これを生み出す構造における転換が訪れる。たとえばマサチューセッツ工科大学が、その移行の特権的な舞台となったと名指しされる。爾来《じらい》「基礎研究」は、「アメリカ科学」の主たる内容である。

そして、これらの二つの事実、つまり「応用」への欲求が既存の成果――つまり旧大陸の生んだもの――を追い越す瞬間の到来と、遺伝学というこの上もなく肥沃な――とその後確認されることになる――新領域の開拓が実現したとき、それらを追究し実現する研究という行為そのものが、「アメリカ式」になされるということが大きな意味を発揮するようになる。ここに、ギリスピーの最も重要な指摘がある。

ギリスピーはこの「アメリカ式」という「様態」こそを、トクヴィルが「哲学」と呼んだものに対置している。確かに、それは「デカルト主義」とも「ベーコン主義」とも、「カント主義」とも、直接には比較のしようがないものである。アメリカ科学の「生命」は、その起点においてトクヴィルがこれを対比してみせたものとは、もはやまったく異なる形態をとっている。「そうではなく、アメリカ科学において決定的なのは、規模である。すなわち一つの結果を達成するために、多大な距離を超えて人、金、資材を大量に調達する能力である。実際に、アメリカの歴史を貫くライトモチーフとは、常に規模の拡大である」[28]。

具体的に、さらにここから生じた展開を追記しておくと以下のようになるだろう。

このアメリカという壮大なる器は、やがて三〇年代にナチス・ドイツの出現によってヨーロッパから追いやられた一群の科学者を集め受け入れるとともに、この旧大陸の敵に先んじるという確固

(27) 「遺伝子」研究が二〇世紀(とそれ以降)の生物学研究におよぼす影響についての興味深い研究として、Keller, E. F., *The Century of Gene*, Cambridge MA/London, Harvard University Press, 2000.(ケラー『遺伝子の新世紀』長野敬・赤松眞紀訳、青土社、二〇〇一年)

(28) Gillispie, *Essays and Reviews in History and History of Science*, p. 206.

たる動機と、そのために再び莫大なる物的資源を研究者たちに供給し、他に類を見ない巨大な施設と装置とを作りあげることになるだろう。言うまでもなくそれはやがて日本の広島と長崎に投下される原子爆弾として結実し、人類に未曾有の経験をもたらす。それと同時に、この直後から、アメリカで原子力研究に注がれていた人的・物的資源は、遺伝学を中心とする医科学的研究に流れ込むようになる。一方で、原子爆弾の開発に集められた頭脳による、この前代未聞の兵器の開発競争の過程からの、もう一つの産物たる情報科学は、同時期の分子生物学の進展自体に重大な貢献をしたものであるとともに、やがて両者は完全に融合して、二〇世紀以降の科学研究の中心たる生命科学研究の形式を決定したとさえ言えるだろう。(29)

「彼らの、そしてその他何千という機械は、いかにも不十分に応用として定義されていますが、どこか別のところに真の生命を持っている科学というものの身体から、その活力を引き出している寄生物として分類されるには、あまりにも力強いものです」。最も単純にこのギリスピーの言葉を解釈するならば、なるほど、上記のような歴史的展開を経た後から見れば、産業すなわち利益への欲求に軸足を置く「科学」のあり方を、二次的なものとして扱うのは不十分である、という主張とも理解できるであろう。ここにあるものを、それ以前にあったものの単なる派生物と呼び続けるのはやめてほしいと、独自に大きく発展することに成功した「アメリカ科学」が言い返していると見ることも、やはりできるのではと思えてくる。あるいは科学のみならず、あらゆる場面においても人々がよく知る通りに、それほど「アメリカ」の経験した二〇世紀とはもはや「力強い」ものではないか、と。

ギリスピーの主張のなかには、実際そのような率直な心情も含まれうる。しかしながら、先にも述べた通り、科学史家であるギリスピーがトクヴィルに対して二〇世紀側から投げ返すべき、より重要な事実とは、それとは別のところに存在している。むしろギリスピーの「アメリカ科学史」講演は、新しい「例外」として生き始めていたことをトクヴィルが目撃していた「アメリカの科学」が、その後一世紀を経て確かに一個の「成体」となったことを、一〇〇年後に来た目撃者として、ここでトクヴィルに向けて証言しているのである。しかも彼はそれが、圧倒的に拡大する「規模」という「様態」、その姿において「哲学」と拮抗しうる「もう一つの生命」となったのだと主張したのである。それは失われた旧世界を惜しむ悲嘆でもなければ、新世界の勝利宣言でもなく、ただひたすらに、歴史家が確かめた一つの現在の姿である。

「それゆえ、民主的な世紀に生きる人々が本来学問、文学、芸術に無関心だというのは正しくない。ただ、彼らは彼らの流儀でこれらを学び、彼らに固有の長所と短所をこの方面にももち込むことは認めねばならない」[30]。ギリスピーはトクヴィルのこの言葉を引いて彼のアメリカ科学史の講演を閉じるのだが、ここには、トクヴィルの側からも、ギリスピーの側からも、複雑にねじれた「彼

(29) 鈴木理『分子生物学の誕生——奇跡の年一九五三年』(上・下)、秀潤社、二〇〇六年;L・ウィンガーソン『ゲノムの波紋』牧野賢治・青野由利訳、化学同人、二〇〇〇年;Cook-Deegan, R., *The Gene Wars*, New York/London, W. W. Norton & Company, 1995.

(30) トクヴィル『アメリカのデモクラシー』第二巻(上)、七六頁。Gillispie, *Essays and Reviews in History and History of Science*, p. 210 に引用。

らの」歴史へと向かおうとする決意を受け取ることができるだろう（ギリスピーはこの引用の目的を、聴衆に対して、自分とトクヴィルとの間に敵対の印象を残さないようにしたいからだと説明した）。そこにあるものを「認めねばならない」。世紀を挟んで、彼らはその両側から、この同じ課題を見つめているのだ。

3 「バイオテクノロジー」の日常的実践 ――「アメリカ」の民族誌？

「アメリカにもう一度話を戻すことをおゆるしいただきたい、というのも、あそこではこのような事柄が、その最も強烈で独特な姿で、しばしば認められるのです」[31]。一九九六年に出版されたポール・ラビノウの『ＰＣＲを生み出す』の冒頭には、マックス・ウェーバーのこの言葉が掲げられている。しかしながら奇妙なことに、この言辞それ自体は、書物のなかで説明されることがない。

人類学者ラビノウはこの著書において、一九八五年に発表されて以来およそすべての分野で生命科学研究の光景を一新させてしまった技術、ポリメラーゼ連鎖反応法（polymerase chain reaction）の開発の舞台となったアメリカの一ベンチャー企業シータス社の社員および元社員たちにインタヴューを行ない、これを題材に「一九八〇年頃、科学、技術、文化、社会、経済、政治、そして法律という、それぞれがその前の数十年は別個の軌道を辿ってきた各要素の、ある独特の布置として」出現した、「バイオテクノロジー」と呼ばれるものの構成機構を明らかにしようとしたのだと言う。[32]

ラビノウはこの書物がアメリカ論であるとは一度も述べていない。彼はただ一度、この本の終わりに近い箇所で、「シータス社の研究者たちが自分自身について行なった説明を見ると、彼らは正直で、知的で、働き者で、かなりの楽観論者であることがわかる。このアメリカ人たちはプロの集団なのだ［These Americans are professionals］。彼らは、その形成と管理とにおいて彼らが能動的役割を果たしている一つの動的環境に、基本的に慣れた様子を見せている」[33]と記しており、つまり彼が題材としている「研究者たち」が「アメリカ人」であることは、むしろすでに当為であることを我々に知らせるのである。「バイオテクノロジー」が「アメリカ人」的に遂行されている科学の一形態なのだということは、この書物が出版された時点、つまり二〇世紀の終わりには、もはや強調して指摘するまでもない事実であったとも言えるのかもしれない。

実際に、このようにしてラビノウが二〇世紀末における「バイオテクノロジー」の一典型事例として描き出すPCR開発の物語は、先にギリスピーが主張した「アメリカ式」の科学遂行の新しい

（31）ウェーバー『職業としての学問』尾高邦雄訳、岩波文庫、一九八〇年［改訳版］、五八頁。ただし本章ではラビノウによる引用（英文）からの訳出とした；Rabinow, P., *Making PCR : A Story of Biotechnology*, Chicago/London, Chicago University Press, 1996, p. 1.（ラビノウ『PCRの誕生――バイオテクノロジーのエスノグラフィー』渡辺政隆訳、みすず書房、一九九八年、一頁）

（32）Ibid., p. 2. 邦訳二頁。

（33）Ibid., p. 164. 邦訳二四四頁。

「様態」と、ほぼ完璧に合致するものになっている。

PCRにおいては、DNAの特定の一部分が、酵素によって鼠算式に複製されることが可能になった。DNA、デオキシリボ核酸こそがいわゆる「遺伝子」であるという発見は、アメリカ・ロックフェラー医学研究所の細菌学者オズワルド・T・エイブリーによって、肺炎球菌の突然変異研究のなかで一九四四年になされていた。この発見と、その数年後にコロンビア大学のアーウィン・シャーガフが核酸を構成する四種の塩基の間の「塩基対」、いわゆるA（アデニン）とT（チミン）、G（グアニン）とC（シトシン）の組み合わせが記述する情報の塊であるという観念を示したことの先に、五三年の英国ケンブリッジにおいて、今日のほとんどすべての生命科学研究の基盤となっている、ジェームズ・ワトソンとフランシス・クリックの「二重らせんの発見」が実現する。

PCRは、まずこのらせんの断片を加熱によってほどく。そしてほどいた二本の鎖それぞれの端に、上記の対の文法にしたがって対応する数十塩基から作成した一本鎖を目印として付着させておいてから、ポリメラーゼと材料としてのばらばらの塩基とともに加熱すると、二本の鎖にそれぞれ対応した「らせんのもう一方」を、ポリメラーゼが塩基から作りあげるのである。この時点で処理にかけられたDNA断片は二本に増える。その二本を再びほどいて同じ処理にかける、そしてまた生じた四本に対しても同じ処理を繰り返す……。三〇回目には、断片のコピーは一〇億を超えている。試薬と装置を誤りなく使えば、一から一〇億までの増加は九〇分で実現される。ところでラビノウは、このPCR処理を受けるDNA断片の姿が、PCRという技術が出現した後の生命科学研究の動向の比喩としてそのまま適用されうると指摘するのである。

ごく短期間で、おもしろいほどにみごとな逆転、直角運動が開始された。すなわち概念それ自体が実験システムとなり、実験システムは技術となり、その技術が概念となったのだ。急激に発展したこれらの様々なヴァリエーションと相互に関連し合うレベルの変遷は、まず最初にはシータス社で、それから他の場所で、そして間もなく非常に多くの場所で、研究環境の中に組み込まれていった。人々がそうなるように建設したので、これらの場所は互いに似通ったものになり始めたが、しかし多くの場合全く瓜二つということはなかった。［……］マリスが最初に強調した脱文脈化［decontextualization］は、数多くの再文脈化［recontextualizations］に変形を遂げ、そこからまたさらなる脱文脈化と、さらなる発明への可能性を秘めたものとして発見されることになる。(34)

多種多様な科学研究活動の、あるいは産業的な、応用と活用の欲求がそこで喚起され、またこの欲求に応えて研究の方法論それ自体が誕生していく、この技術が歴史に登場した後の展開は、ギリスピーの主張するアメリカにおける「基礎科学」そのものの変質を、現代において重ねて証言する事例でもある。この本の序章でラビノウが掲げるＰＣＲのネズミ算の図式［図10－1・10－2］(35)は、先にギリスピーが主張した「様態」、あるいは「アメリカを貫くライトモチーフ」を視覚化する、最適の表象とも言えるだろう。

（34） Ibid., p. 169. 邦訳二五一頁。
（35） Ibid., pp.3-4. 邦訳四―五頁。

ところで、この書物におけるラビノウの議論は、実はトクヴィルの「アメリカ」もしくは「世界がいま入りつつあるこの時代」についての予想にも、一つの肯定的証言を与えるものとなっていることを確認しておかねばならない。先に見た『アメリカのデモクラシー』の第二巻第一部第一〇章で、トクヴィルは次のようにも述べていたからである。「応用の試みがこれほど多くなされ、実験が毎日繰り返されているなかで、一般法則がめったに見出されないということはありそうにない。したがって、たとえ偉大な発明家は稀だとしても、大きな発明発見は頻繁になされるであろう」[36]と。

先にも述べた通り、ＰＣＲはアメリカのベンチャー企業シータス社において開発され、一九八五年に発表された新技術である。この開発はただちにシータス社に利益を与えるものとはならなかっ

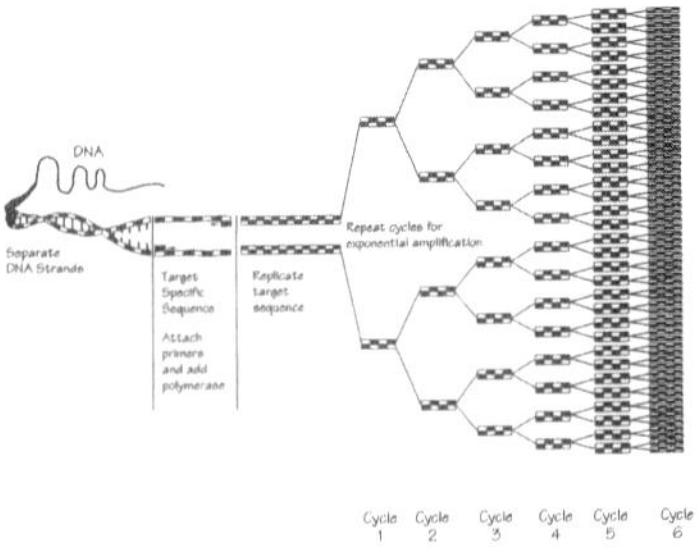

図 10-1　ポリメラーゼ連鎖反応

CYCLES	COPIES
1	2
2	4
3	8
4	16
5	32
6	64
7	128
8	256
9	512
10	1,024
11	2,048
12	4,096
13	8,192
14	16,384
15	32,768
16	65,536
17	131,072
18	262,144
19	524,288
20	1,048,576
21	2,097,152
22	4,194,304
23	8,388,608
24	16,777,216
25	33,554,432
26	67,108,864
27	134,217,728
28	268,435,456
29	536,870,912
30	1,073,741,824

図 10-2　指数関数的増幅

たが、この技術の特許の所有者は同社であり、やがて同社の破綻とともに、同社の組織とＰＣＲ技術は複数の大企業によってばらばらに買い取られる運命を経る。ラビノウの研究は、ＰＣＲの開発がシータス社という組織を構成していた数多の登場人物の連携で実現された過程を各人の証言の集積によって跡づけながら、この登場人物たちのなかでただひとり「ＰＣＲの生みの親」と認定され、九三年にノーベル化学賞を受賞する栄誉に与ったキャリー・マリスという個人の、この物語全体に対する相対的な脆弱さを浮き彫りにするものでもあるのだ。

たとえば「マリスはＰＣＲが古くからの問題への解決策であると主張するのだが、それがどの問題であるのかは決して言わない」[37]。こう述べるラビノウにとって、しかしその理由は明らかである。それはつまり、「古くからの問題」など、マリスの眼前には存在していないからである。「すなわち、ひとたびそれが存在するやいなや、それが適用されるべき問題群が現れ始めることになったのだ。［…］ＰＣＲは、それが使われるための新しい状況と、そしてそれを使うための新しい研究課題とを、生み出す力を持つような道具だったのだ」[38]。マリスは間違いなく「偉大なる発明家」ではないが、それは問題にすらならない。実際に「毎日繰り返される」行為のなかから、特別に「大きな発見」が登場したというだけのことだ。マリスは歴史の文脈などというものをその手には握っていない。

（36）　トクヴィル『アメリカのデモクラシー』第二巻（上）、八五頁。
（37）　Rabinow, *Making PCR*, p. 7. 邦訳九頁。
（38）　Ibid. 邦訳同箇所。

だが、そこから無数の文脈化が「再度」開始して、彼を文脈のうちに取り込んでくれることだろう。

　そのように考えるならば、ラビノウがマリス本人から引き出した次の語りは、確かに一つの「エスノグラフィー」として重要な意味を持つものとなる。そこで語っているのは二〇世紀から二一世紀への転換期を生きているアメリカ人男性なのであるが、その声は見事に「民主的諸国民」のそれとしても語り、またそこにおける「科学」の姿をも語るものになりえているのではないだろうか。

> ＰＣＲの「A-ha!」とか、「ユリーカ！」なところというのは、ただそれら［の既存の物］を組み合わせたということではありませんよ。［…］すごいのは、ＤＮＡの小さい部分をその前後［*context*］から取り出すってことと、その部分こそを増やしていくということ。［…］ある意味では僕はすでにそこにある要素を組み合わせたわけだけれど、でもそれこそ、発明家がいつもやっていることでしょう。新しい要素なんて、普通は作り出せません。新しい要素というのがあったとしたら、それは組み合わせ、どうやってそれらの要素が使われたか。［…］僕なら何度だってそうするっていうことと、僕ならまさに僕がやったようにそうするということが、発明たる所以なんです。[39]

　ラビノウによれば、マリスは「すでに始まっていたゲームの一参加者」[40]であり、マリスの語りはそれを肯定するものである。そして彼の多くの同僚と彼自身の言動が証言する通り、マリスはゲームの全体像を理解できていない。彼個人の知力は彼の発明が持っていた途轍もない射程に遠く及ばない。マリスがＰＣＲを「ほんのちょっとしたもの（a simple little thing）」と呼ぶのは、ラビノウによってアイロニカルに全肯定される。[41] それはマリス自身にも相応しい形容詞であるし、同時に比喩としてのＤＮＡの特性を言い表すにも、最適な言葉である。「ほんのちょっとしたものが」。そのように呟いてラビノウはこの書物を閉じるが、ここに記述されていたのはまさに、シンプルな、つまり複雑さを欠く事物や科学研究が、前例のない量や速度によって予想されざる方向へと発展していく、その「日常的実践」の民族誌である。「歴史家として居心地悪くない程度を越えて、私はもう現在に近づきすぎている」[42] として、ギリスピーは先の「アメリカ科学史」の講演を止め、それ以上「アメリカ」については論じることができなかった。「そこに生きているもの」を、この人類学者の手による「エスノグラフィー」は書き取っている。そしてそれによって、「そこに生きているもの」の存在を証言する、もう一つの声となっているのである。

4 「自生する身体」からの問い

繰り返しとなるが、そのとき、ラビノウはもはや「アメリカ」と「バイオテクノロジー」を区別

（39） Ibid., pp. 6-7. 邦訳八―九頁。傍点は原文（インタビュアーとしてラビノウ）による。
（40） Ibid., p. 169. 邦訳二五〇頁。
（41） Ibid. pp. 167-169. 邦訳二四七―二五一頁。
（42） Gillispie, *Essays and Reviews in History and History of Science*, p. 210.

せず、しかも両者を同一視することを弁明することすらしなかった。そして、ラビノウがみずからを「現代」を対象とする人類学者であると位置づけている以上、[43] すなわち彼がこの書物で問題としているのは「二〇世紀」であると考えるべきである。「アメリカ」「バイオテクノロジー」そして「二〇世紀」、この三者は、彼のなかでほぼイコールの関係で結ばれるべき相互標章だと言えるのではないか。

実際、右に見たラビノウの呈示するPCRの図式、およびDNAの比喩の有効生は、二〇世紀を特徴づける、ある主題を考察するのにもきわめて適している。シンプルな物質は、物理的な法則からは決して逸脱することなく、個々の場面で遭遇した対象と反応しながら、その集積の先に不可逆的に一個の身体を発生させてゆく。そして発生のたびごとに決定され、現前するこの生物学のモデルは、予測不可能でありながら完全でもある、「一回性」の概念を強力に弁護するものでありうる。「僕ならまさに僕がやったようにそうする」ことがみずからの価値の正統性を保証すると語るマリスのありかたを一つの現代的な「科学的実践」のエスノグラフィーと受け取るとするなら、これに対置することができる、もう一つの科学像を指摘することが可能である。先にその名を挙げた「理工科学校」に、歴史的問題とすべきある「新しい人種」が生まれたと主張したのは経済学者・社会哲学者であったハイエクであるが、ラビノウの仕事の半世紀前、彼はそれを次のように活写していた。「ここに、その特有の見地・野心・限界を身につけた、工学者（engineer）のまさにその典型が創り出されたのである。計画的に構成されていないどんなものにも意義を認めようとしない総合的精神、軍事訓練と工学的訓練の二つの源泉から生み出されるあの組織愛、「単に生成した（just grown)」どんなものより、意識的に構成されたすべてに対する審美的好み、これらこそ若い理工科学校生の革命的情熱に加わった——そして時の経過とともにそれにとって代った——一つの強力な新しい要素であった」[44]。

みずからが「やってみただけに過ぎない」ことを恥じることのない「バイオテクノロジー」の勝利者マリスの姿は、このような一九世紀的「工学者」の、ちょうど対極にあるものとして現れる。このことは、五〇年前に社会科学の工学的思考の「傲慢」を激しく批判したハイエクの議論が、たとえば今日の我々にとっても、生命工学の生み出すキメラやクローン動物のいくつかの事例が過去に示してきたような本質的な不安定性を想起すると理解しやすいことと、おそらくは無縁ではないだろう[45]。生体の分解と生体の組み立てとは、単純な双方向性を示さない。ハイエクは、すべての個別の手続きが新たな外部世界の出現を意味するものであるような、終わりのない関係性をその一義的生成機構とすべき生活世界における、工学的企図の実効性を徹底的に批判した。人間による世界の分解の産物である諸概念は、決してその総計が元の世界と対応するようなものとして完成したことがない。彼は物理科学がunorganized complexityを扱うとするなら、社会科学はorganized complexityにかかわるのであり、「本質的複雑性（*essential* complexity）」を持った構造を対象としていることを強調する[46]。人間の知は、限定された諸要素の蓋然的な反復性の知識に基づいて、それ以上

（43） Rabinow, P., *Anthropos Today: Reflections on Modern Equipment*, Princeton NJ, Princeton University Press, 2003.
（44） Hayek, *The Counter Revolution of Science*, p. 202、邦訳一六三—一六四頁。

に拡大していくようなつながりを持たない（unorganized）閉ざされた実験的＝虚構的空間での科学的精緻化を目指すことはできる。しかしそれは有機的な＝生きた（organized）空間においては、そもそも目指されるべきものではない。

「有機性」はハイエクに、人間の意識的認知を凌駕する拡大的領域と、その表裏としての、知の本性的な限界、不完全性を確信する根拠を提供している。彼は短い論文「行為の結果ではあるが、設計の結果ではないもの」において、「自然によるもの」と「人為的なもの」の間にあり、そして「自然的」および「有機的」と同じものを意味することができたはずの、「社会的」なるものの概念の歴史的な反転を糾弾している。[47]「社会的」を自生的な秩序や規則の形成と作用が観察されるべき「中間的カテゴリー」ではなく、合理的設計の「目的」と取り違えることは大きな誤りである。「社会的なもの」は理性による設計の到達すべき完成図ではなく、むしろ「社会的なもの」が暗示している傾向とその意義を把握することこそが、社会科学者の仕事である。社会科学者は彼の見る「社会」がどの方向に向かおうとしているのかを知ることはできるが、その「社会」の観察によって、どこに向かうべきかを知ることができるわけではない。有機体を生成させる機構を完全には把握できぬままに技術が作る生きる力を持たない生体と、天然に存在する酵素ポリメラーゼの機能発現という限定的な合目的性にしたがって設計された機械が実現するＤＮＡの複製がキャリーの価値を絶対的に弁護しうるのだという事実とは、その成否の相反する地位、半世紀の時間を挟んでも、ただ一つ同じことを語りうる。「単に生成した」ということ以上に身体に正統性と生命力とを保証するものに、結局我々は出会えていない、そのように彼らは表明するのである。この「身体論的モデル」とも呼ぶべき、自生するものの力能への信託は、二〇世紀以降において、ますます深く強い影響力を持つ思考の形式となりつつあるのではないだろうか。

このような身体論的モデル、特に基礎原理としての遺伝的決定に続く、一回性と強く結びつく個体発生のメカニズムの比喩としての効力は、構想の権利を攻撃する効果を持つものであろう。ハイエクによる「社会工学」の否認が、単なる反社会主義のためのレトリックではなかったことは、彼自身によるこの否認の基盤となるべき進化生物学的人間学の探究の存在を見れば明らかと言うべき

(45) たとえば以下のような事例はわかりやすい。一九五〇年代から六〇年代にかけて論争が繰り広げられたカエルのクローン製作では、オタマジャクシがカエルになれない事例が相次いだ［響堂新『クローン人間』新潮選書、二〇〇三年］。八〇年代に試験管で作られたウズラの脳をもつニワトリのキメラは自身の免疫系による拒絶反応のために脳が破壊されて生き延びられない（キメラ個体内の外来部位の崩壊を防ぐためには免疫抑制をせねばならないが、この個体は外界に対する免疫的抵抗力を放棄することになる）［多田富雄『免疫の意味論』青土社、一九九三年］。一九九六年に生まれた哺乳類初の体細胞クローンである羊のドリーは子どもを生み、クローン動物も繁殖力のあることを証明したとされたが、二〇〇三年に六歳で呼吸器系の疾患のために安楽死させられた。一般的な羊の寿命の半分でドリーが死んだ原因が、畜舎を襲った伝染病のためなのか、あるいはドリーの生まれつき短いテロメアの影響なのかは大いに議論を呼んだ［Cf. Wilmut, I., & Highfield, R., *After Dolly : The Uses and Misuses of Human Cloning*, New York/London, W. W. Norton & Company, 2006］。

(46) Hayek, "The pretence of knowledge", in *New Studies in Philosophy, Politics, Economics and the History of Ideas*, London/Melbourne/Henley, Routledge & Kegan Paul, 1985［1978］, p. 26.

(47) ハイエク「行為の結果ではあるが、設計の結果ではないもの」『ハイエク全集Ⅱ－7 思想史論集』八木紀一郎監訳、春秋社、二〇〇九年、五―二〇頁。

である。ハイエクは社会科学がその分析の対象として掲げる「社会」、あるいは「Rの頭文字をもった《人間理性》(Human Reason)つまり客観的に与えられ、全体として観察されうる、ある超意識として現れるような何ものか」[48]の措定を激しく拒否したが、これは単に「全体主義」を批判することを目的として練られただけの議論ではないだろう。人間が科学的に思考するということは、すなわち「全体」の断念からしか始まらないのだということを、ハイエクは何よりも主張したのである。

ハイエクは、科学のあるべき姿として、それが「本来終わりのない課題」を引き受けるもの、「一歩前に進めば新しい問題が生まれる」ことを理解していなければならないと述べたが、それはそもそも人間が与えられている世界とは人間的な感覚の総体であり、この「人間的」機構についての知たる「こうした科学の課題の達成は、外的な世界についてのわれわれの感覚的な像が世界の各部分のあいだに存在する関係をあらわしている仕方を詳細に説明することをわれわれに要求するのであり、この世界の再現はその再現(言い換えればモデル‐対象関係のモデル)を含まなければならないことを意味する。再現の再現ということは、つぎつぎに重なって際限がないことのためであった[49]。物理学においては、科学が記述しようとする場面は固定され、したがってそこにおける要素が限定されるがゆえに、厳密科学は可能となるのであるが、しかし「人間的」な場面に対しては、現実にはこのような限定はありえない。あるいは方法論的に限定することは可能であるが、その際には、これが不完全な、すなわち十分には「生きていない」モデルを相手にしただけの計算であることを常に意識しておかなければならない。このハイエクの議論は、ある任意の時点で成立した

「目的」から発生する合理性について、これを「イデオロギー」と呼んで批判した「〈イデオロギー〉としての技術と科学」のハーバーマスと実はさほど遠いものではないはずである。[50] 生成を手放し、恣意的な固定化と結びつくことで可能になるなんらかの「科学」が、むしろ科学の生命を決定的に消すものとなることを批判するという点で、彼らは問題を共有している。
原理は、その歴史性に応じて、永遠に部分的に発現する。したがって、人間の側の知としての科学もまた、常に永遠に部分的な一様相としてしか実現＝受肉しないことを弁《わきま》えなくてはならない。自生的な身体論的モデルは、このような主張を語ることに、確かにきわめて適した形式ではある。それはただ生成する。真の意味において、誰も「意識的に」それを「栽培」することはできない。

そもそも身体性が批判の手続きの一つの基盤となりうるという思考は、最終目的たる神意としての世界の全体性を失った後の、哲学の自己再建のなかでも、すでに重要な役を振り当てられたものではあった。カントが、思考の自由の基盤を人間的自然に限界づけるべく力を絞った「人間学」においても、自然としての「生理学」もまた、知の自己弁明の裏打ちとして、この権利の基礎に参入させられずにはいなかったのであるから。[51] しかし一方で、そのとき自然の権利の下に「単に生成したもの」の前で、思考はそこから何ができるのであろうか。その問いはこれまで確かに問われ続け

(48) Hayek, *The Counter Revolution of Science*, p. 391. 邦訳三四五頁。
(49) ハイエク『ハイエク全集I－4［新版］感覚秩序』穐山貞登訳、春秋社、二〇〇八年、二一〇頁。傍点は原文による。
(50) J・ハーバーマス『イデオロギーとしての技術と科学』長谷川宏訳、平凡社ライブラリー、二〇〇〇年。

てはいるが、おそらく十分には答えられていない。むろん、まさにこの地点からこそ始められた一つの道程として、「生態の倫理」の模索を確認しておくことはできるだろう。[52]批判的態度を失うことが許されない思考が、それでも実践できる構築的身振りとは、一回ごとに生じ生きられる身体による判断であり選択である。ただしそれはあくまでも個別の存在によって決定されるにすぎない、限定的な場面＝瞬間であり、そこではやはり、全体性は本質的に断念の彼方に置かれるしかない。

「アメリカ」において、「何か」が実現している。そのようにハイエクもまた、述べていたことは事実である。一九六〇年に出版された彼の別の著書『自由の条件』では「アメリカに成長しつつある未知の文明のために」との献辞が掲げられていた。しかしそこで語っているハイエクは──ギリスピーとは対照的な形で──、随所で彼が率直に親近性を表明するトクヴィルと同様に、「本書をアメリカで書き、そして一〇年間アメリカの住人となってはいるものの、一人のアメリカ人として書くのだとは主張できない」、オーストリアを故郷とし「いまもイギリスの一市民である」みずからの立場を強く意識している。[53]「単に生成したもの」を肯定している彼は、しかし、みずからが「単に生成したもの」として生きているマリスを後に生み出すようなものたちと「同じもの」ではないと知っているのだ。

その数十年後にラビノウが明らかにしたように、明らかに自身が「何か」であるマリスは、しかし自分が何であるのかについて、信頼に足る説明を決して与えてはくれないであろう。PCRの開発以後、科学者としての彼は、それ以上に何かを生み出すことにはなっていない。彼はここで生まれた歴史に対してなんらかの責任を負うことはありえない。彼は「僕ならまさにそうするようにした」だけである。

このような「アメリカ式」「民主的」な「科学」の「様態」をほとんど完璧に予言していたかのように見えるトクヴィルは、先にも述べた通り、これを拒否することを絶対にみずからに禁じているかのような筆致を保ち続けた。しかし、彼はそれでも次のように述べずにはいなかった。「それに私は学問の崇高な使命を信じるものである。たとえデモクラシーが人を学問それ自体のための研究に向かわせないとしても、他方でそれは研究に携わる人間の数を途方もなく増大させる。これほ

(51) ただし、カントは『人間学』の冒頭において生理学が「実用的な人間知」のいわば下地にすぎないことを強調したのではあるが。生理学と「自然」と「有限性たる人間」についての認識の関係というもうひとつの重要な主題については本章の射程を超えるが、フーコー『カントの人間学』王寺賢太訳、新潮社、二〇一〇年、特に一四〇―一六一頁を参照。
(52) ハーバーマスは、今日バイオテクノロジーによって「自然発生的なものと製作されたもの」の境界はすでに取り払われ始めていると前提して、「リベラルな優生学」の近い未来についての検討を試みている(『人間の将来とバイオエシックス』三島憲一訳、法政大学出版局、二〇〇四年)。そこでハーバーマスは、技術が掘り崩しつつある類的存在としての我々(すなわち人間)は、しかしそれでも、道徳的たらんと「望む」という「倫理的判断」を下すであろうと結論している(一一二―四頁)。この「判断」の身振りは、フーコーがボードレールに認めた啓蒙以降の現代性を生きる態度、つまり「運動に対して、一定の態度をとるということ」(フーコー「啓蒙とは何か」『ミシェル・フーコー思考集成X』筑摩書房、二〇〇二年、一四頁)と、対照されるべきものではないか。「倫理的判断」とは、フーコーの言う「英雄化」とは正反対に向かう、しかし「一定の態度」の選択にほかならないからだ。
(53) ハイエク『ハイエク全集I－5［新版］自由の条件［I］自由の価値』気賀健三・古賀勝次郎訳、春秋社、二〇〇七年、六頁。社会主義への反対におけるトクヴィルとの親近性は『自由の条件［III］福祉国家における自由』所収の「追論 なぜわたくしは保守主義者ではないのか」や『隷属への道』冒頭に掲げられる。

ど数多い人々の中から、ただ真理への愛のみに燃える思弁の天才が生まれてくることがないとは信じられない。そうした天才は、彼の国と時代の精神がどうあれ、自然の最奥の秘密を明らかにしようと努めると確信してよい」[54]。ここから続くトクヴィルの記述はほとんど奇妙ですらある。彼は、この天才を助けてやる必要はないと断り、ただこれを抑止してはならない、と言う。民主的な社会と制度は、学問に専ら応用を求める態度へと人々を向かわせるだろう、これは自然なことなのであるが、しかし一方で、必ず生まれる「高度な学問」と「偉大な学問的情熱」を育てなければならない、「人間精神を理論にひきとめることをしなければならない——このすべての控えめだが執拗なトクヴィルの要求は、最後にははっきりとした、一つの不安を動機として告白する。「それゆえ、蛮族はまだ遠くにいると考えて安心してはならない。文明の火を奪われる人民もあれば、自分の足でこれをもみ消してしまう人民もあるからである」[55]。

固有の生命を獲得し、自生するものの前で、構想への意志を放棄することができるか？　放棄しないならば、その構想を正統化しうるものとは何なのか。その問いを、この時点でのトクヴィルはすでに突きつけられていたのだということもできはしないか。「アメリカ」を舞台に世紀を挟んで見い出され確かめられたそれは、間違いなく今日の「我々」が生きている現実であり、そして「我々」が明らかに応答し損ねている一つの問いであると言うべきである。

(54) トクヴィル『アメリカのデモクラシー』第二巻（上）、八六頁。
(55) 同書八八頁。

11　臨界・生成・「われわれ」の知　――「微細な生」をめぐって

1　エーコ・「私は怖い」から

ウンベルト・エーコと多田富雄が同じ場に顔を合わせて、「免疫細胞の記号論」を論じた会議が開かれたことがあった[1]。

その会議が開かれた一九八六年と言えば、八一年に初めてその存在が大きく取りあげられた病気、エイズの感染がアメリカとヨーロッパを中心に大きく広がり、八四年のミシェル・フーコーの死が象徴するように、文化的な先端に生きる現代人たちの生に再度戻ってきた「伝染病の脅威」に世界が大騒ぎしていたころだ。他方で、その状況を当時「新しい致命的な病気［…］の予期せぬ出現ほど、免疫学の研究を活気づけたものはなかった」と率直に表現した免疫学者もいる[2]。レトロウイルスであるＨＩＶがリンパ球に寄生することによって免疫系が破壊されるエイズという病気は、医科学的領域では大きく二つの主題へと、人々の関心を振り向ける効果を持った。すなわち生体の免疫機構と、ウイルスの主要な形成要素である核酸、つまりDNAとRNAという主題である。

今日ではむしろ実感しにくいことだが、そのころ、私たちにとって「エマージングウイルス」はまだ考えるべき問題ではなかった。「私たち」とはつまり、二〇世紀後半の地球で、「先進諸国」と呼ばれる地域で、資本主義であれ民主主義であれ、その恩恵を存分に身に受けて生活を営んでいた種類の人間のことを指している。一九四八年に発足したWHOが天然痘の「撲滅」を宣言したのは八〇年で、これは病原体理論に基づいて感染症を消滅させようとした試みの、現時点で唯一の成功例である。私たちはそれが「唯一」であることをいま知っているが、八〇年の段階では「消滅する病気」は数えられ始めたばかりと映っていたかもしれない。ペストも梅毒もマラリアも、空間的・時間的ともに「遠い」ところに存在する危険物でしかなく、ニューヨークのスーザン・ソンタグにとって結核はもはや、一九世紀的想像力のなかにこそ最も色濃く立ちのぼる影でしかなかったのだから。

そして、これもまたそのためだったのだろうか？　エイズの存在が気づかれたとき、人々はただHIVというウイルスの存在を嫌悪するよりは、もう少し積極的な関心をこれに向けたのではなかっただろうか。核酸そのものを通じて、私たちの体の免疫反応を起動するトリガーを乗っとるウイルス。宿主にされてしまったリンパ球の細胞膜は、増殖したウイルスの核酸を包む膜として再利用される。ばらばらにされたリンパ球は、「材」になってしまう。そしてこのリンパ球が働かなければ、体はもう体を守らない。その体はもう、最も単純な肺炎の原因となる細菌ですら、追い払おうとはしなくなる。あまりに鮮やかな転倒に、確かに「活気づけ」られたものがそこにはあった。

「私たちの体」の微細ななりたちへの関心。その微細な部位に展開する運動の見事さ。その見事さと「私たちの体」との距離についての思考。そしてその距離＝ずれが、体の「生」と「死」に表現されることへの驚きと奇妙な納得。

多田が展開していた独自の「免疫記号論」を、今日の私たちはもう一度、そのような史的背景とともに眺め直すこともできる。そしてそれは、この多田の着想に触発されて開かれた会議での、エーコの議論についても同様である。同会議にエーコを招いた主催者たちの願いとは、次のようなものだった。

目的とされていたのは、細胞のコミュニティの多種多様な構成員により展開され、また認識されている記号の包括的な分析を行ない、これによって、細胞間の相互作用の構成の法則を確立すべく試みることだった。最終的に望まれていたのは、多様な抑制因子がシステム内で働くための道筋、成熟過程

（1） NATO Advanced Research Workshop on the Semiotics of Cellular Communication in the Immune System. 一九八六年九月九―一二日、イタリア・ルッカにて開催された。同会議でのエーコの議論については、拙稿「免疫的生体と『身体』の接触」（『表象のディスクール3　身体――皮膚の修辞学』小林康夫・松浦寿輝編、東京大学出版会、二〇〇〇年、一七七―一九八頁）でも論じたことがある。また、この会議での議論が「失敗」だったと断じた多田の思想について、廣野喜幸「超システム論再考――多田生命論の意味論」『現代思想』vol. 38-9、二〇一〇年七月号、一七二―一九五頁、特に一九〇頁を参照。

（2） S・ミゼル＆P・ジャレット『免疫学の挑戦――癌からエイズまで』後藤眞訳、ホルト・サンダース・ジャパン、一九八五年、一〇頁。

にあるリンパ球がメッセージをやりとりする方法、そしてこのシステムを過度の複雑さから守っている安全装置について理解することだった。またさらに、細胞間のコミュニケーションの基本的な法則が明らかにされるにしたがって、なんらかの洗練された簡明さがあらわになるのではないかという希望もあった。(3)

エーコはある意味で「洗練された簡明さ」を持った答えをきちんと主催者たちに与えた。「コミュニティ」のリンパ球たちは、確かに「コミュニケーション」を生じさせている。エーコはそう述べて、さらに「Cスペース」の存在をそこに示したのだ。

免疫システムでの細胞間の相互作用には確かに「コード」の支配が認められ、しかもある箇所においては「文脈（context）」の作用があって、そのアウトプットとして、「選択（choice）」が示されている。免疫反応を生成させる微細な要素が交わす情報交換の過程には、単純なコードにしたがう転換の作業だけでなく、文脈に包摂された任意の「反応」が構成されることとなる「Cスペース」の介在が確認できる。そのスペースを取り囲む文脈のどこかの部分と、反応のどこかの部分が、実は明晰な「コード」で対応していることが、免疫学の進展によってやがて判るのかもしれないが——つまり、いまはそれがわからない。いずれにしてもそこに記号的現象があることは確言しましょう、そのようにエーコは結論した。そして、そこで話を止めると宣言したのだった。

それはつまり、生物学的過程の根底に、そこから記号過程が生じるような、元素的メカニズムが存在していることですね。〔…〕／おそらくおわかりの通り、このような問いは精神と物質、文化と自然の間の境界線についての、大仰な問題に関わるものです。／ここで止めさせてください。私は怖い。(4)

さて「怖い」と言いつつも、エーコはこの会議で、ある重大な問題にかかわる判断を示していた。それは、「意識なしの記号過程（semiosis without consciousness）」を認めるということである。「リンパ球が選択する」という言明が、それ自体ひどく奇妙であることは言うまでもない。最も簡明なコードの対応関係にではなく「文脈」に「応じて」、みずからの身の振りを「選択」する諸々の免疫細胞にとっては、その「文脈」の持つなんらかの「意味」を「識別（recognition）」によって分別する局面がなくてはならないことになるからである。リンパ球において「意味」というものがあるのか。ならば、リンパ球には「意味」――すなわち「価値」と結びつくもの――を「認知」する「意識」の審級があって、そこにはもう一つ別個の科学的関心がとらえるべき「心理学」が展開しているということになるのだろうか。「コミュニケーション」を相手にしなくてはならなくなった分子生物学者たちの大きな戸惑いの源泉は、そこにこそあったのだと言ってもよい（それゆえエー

（3） Sercartz, E. E., Celada, F., Mitchison, N. A., & Tada, T. (ed.), *The Semiotics of Cellular Communication in the Immune System*, Berlin Heidelberg, NATO ASI Series, Springer-Verlag, 1988, p. vii.

（4） Ibid., p. 15.

コは彼らに、「もし私がソフィア・ローレンを愛していたら、彼女とロザリンド・ラッセルと間違えるわけにはいきません［…］記号的過程では、識別のための規準は文脈に応じて変わります。免疫学者の方たちは、皆さんのかわいい細胞たちにも同じことが起こるのだと言うことができますか？」[5]と尋ねたのだ）。

その戸惑いに対して、エーコが示した処方箋は、そっけないほどにあっさりとしたものだった。「いまのお尋ねに対する答えが否定的なものだとしても、だからといって、免疫学者の方々が記号論的用語を避けなければならないということではありません。それは単に、彼らは記号論的モデルをただひたすらにモデルとして使うことができる、ということなのです」[6]。「意識なしの記号過程」とは、しかしつまるところは、戸惑いの棚あげにほかならない。「識別」が一種のモデルでしかないのなら、そこでなされるものとして観察される「選択」も「意味」も、「モデル」としての形式性しか担わないからだ。だがそれこそはもはや、「意味」の意味がそこで消えかける、決定的な臨界点ではなかったのだろうか。どうしてそこで「止まる」権利が、私たちに許されていると考えることができるだろう。そのようにして、初めの問いから結局、私たちはただ堂々めぐりを始めるだけではないのだろうか。

そうして、エーコが「生物学的過程の根底」あるいは「元素的メカニズム」と呼び、ソフィア・ローレンやロザリンド・ラッセルの名前が表現する形象から大きく離れた場所まで押し戻した領域において、他方で「コード」によって生じる「意味」が「文脈に応じる」ときに何が起こるのかを観察し続けた多田富雄は、「断片の集合としての「自己」」や「曖昧な「自己」」についての、彼独自の考察を突き詰めてゆくことになる。[7] よく知られる通り、やがてその思考はこう結論した。「免疫学的に見た「自己」とは、「自己」の行為そのものである」[8]。

2　パストゥールの「生命のすべて」

免疫反応を観察するなかで発見された、「自己」と「非自己」の識別の根拠を説明してくれる物質的コードの不在という問いに対し、多田はみずからの言語で応答することに挑んで、「超《スーパー》システム」の理論を提唱した。「記号論的に問題を扱うというのではなくて、〔…〕免疫という現象の意味あるいはインプリケーションを考えてみよう」[9]という意図であったとしても、あえて「免疫の意味論」へと進んでみせた多田の選択は、決して単純なものではありえない。多田によって「超」の語で名指されたものについて、「システムでさえよくわからないのであるから、その上にスーパーがついたら、わけがわかるはずがない」と池田清彦は表現している[10]。「わけがわかるはずがない」

（5）Ibid., p. 14.
（6）Ibid.
（7）多田富雄『免疫の意味論』青土社、一九九三年、二二四、二二九頁。
（8）同書二三二頁。
（9）同書二三五頁。
（10）池田清彦「人生というスーパーシステム」『現代思想』vol.38-9、二〇一〇年七月号、一〇〇頁。

こと。この恐ろしさからなにかを救おうとするならば、「ここで止める」というエーコの処方箋が確かに必要となるだろう。救う必要がなければ、なにも「怖い」ものはないだろう。境界線を怖れるべきであるのか、否か。エーコと多田の身振りは、この問いを挟んで示された二種の判断として理解することができるのではないだろうか。そして、それぞれの判断を形成していた思考は、おそらくまだ汲み尽されてはいない。

むろん、記号学者としてのエーコが、先に見た議論を続けることを、真に怖れていたとは思われない。むしろ「怖い」という語を発話してみせることで、彼がここで当座に求められている処方箋が何に立ち向かう薬を与えるものだったのか、その手がかりを残したと考えてみることもできるのではないか。なぜなら、「精神／物質」、「文化／自然」を分かつ境界線にかかわるもの、ことに、その設定そのものにかかわるものについての問いは、決して、免疫システムを担っているリンパ球たちによって初めて呈されたものではないからだ。いまさらエーコが何を怖れるだろう。

この問いはそれなりに古く、しかも当初から「自己」もしくは「同一性＝アイデンティティ」と深く結びついたものであり続けている。その問いかけの開始をどこまでさかのぼることができるのかについて、これを厳密に論じるには、本章では紙幅も筆者の準備もまったくおよばない。しかし少なくとも、その問いは一九世紀のヨーロッパにおいて、哲学と科学とに挟まれる形で完全に姿を見せていたこと、そして爾来次第にこの問いの舞台が身体性として主題化・前景化されてきたことは、思想と心性いずれの歴史の上でも、大きな流れとして確認することができるだろう(11)。

それと同時に、偶然であるのか、なんらかの文脈としてこれを解釈することが可能であるのか、身体性の問いの傍らで進行し続けてきたもう一つの歴史として、「微細な生」についての物語も一九世紀以来、ずっと辿ることができるのである。またさらに、この両者――身体性と微細な生――の接触する場所には、必然的に「意味／価値」のゆらぎを見い出すこととなるようにも思われる。そしてそれは「知」の臨界に、避け難く関係するものなのではないかと考えられるのである。

「微生物 microbe（μικρός + βίος）」という語、かつ、ある種の統一性を担うべき概念が提案されたのは、一八七八年三月一一日、パリの科学アカデミー例会でのことだった。[12] 提唱者である外科医シャルル・エマニュエル・セディヨーは、演説のなかで化学者ルイ・パストゥールの過去およそ二〇年にわたる功績を賞揚した。「微生物」という言葉自体が、パストゥールの業績を称えるために作られたものだからである。科学アカデミーの会報に再録された演説の注記にしたがえば、microbe の語は、それまでばらばらに使用されていた二八におよぶ用語を統合できるものとされている。その二八の語のなかには bactéries や microgermes といった microbe との近親性を理解しやすいものもあれば、ferments という歴史ある語、さらに monades の語までも見い出され、科学史的関心から眺めるなら、長い時間を超えて多くの連想を誘う実に面白い史料となる。

一方で、その連想の走る領野を短い時間に限定するなら、ここに示されているのは、ある明確な

(11) その流れを概観する基本的な参照文献として、A・コルバン＆J・J・クルティーヌ＆G・ヴィガレロ監修『身体の歴史』第Ⅱ巻・第Ⅲ巻、小倉孝誠・今村傑監訳、藤原書店、二〇一〇年。

(12) Sédillot, C. M., « De l' influence des découvertes de M. Pasteur sur les progrés de la Chirurgie », *Comptes rendus hebdomadaires des séances de l'Académie des sciences*, 86 (1878), p. 634.

科学史的転換にほかならない。それは、「発酵」「腐敗」「病気」という、三種の古く人類史に存在し続けてきた現象が、microbe なる一つの「生き物」の存在によって説明されうるようになったということだ。この「グランド・セオリー」を打ち立てるために、パストゥールがベルセリウス、リービッヒ、そして誰よりもクロード・ベルナールという大先達たちを相手にかなり派手な論争を繰り広げなければならなかったことはよく知られている。[13] 前記したなかでも monade の扱いにはより細密な注意が必要だろうが、パストゥールと大化学者たちとの対立点の最大のところは、病気であれ、腐敗であれ発酵であれ――つまりほとんどあらゆる変化の生成の原理となるものとして、今後自然科学が探究すべき対象が「生き物」であるのか「物質」なのかという点に存する。物質の連関によって現象を物理・化学的に記述するという、いわば自然科学の「王道」を邁進していた一九世紀の科学者たちの眼に、パストゥールの「微細な生き物によるグランド・セオリー」がどう映ったかは、実はこれも今日の私たちには容易に想像できるものではない。たとえば自然発生説を主張し続けていた博物学者プーシェのパストゥールの論に対する反発は、ほぼ「嫌悪」にさえ近いものだったが、それは決して個人的な感覚や心情にのみ由来するものではなかったはずだ。

そのときパストゥールに対して抱かれたかもしれない負のイメージを、「一八世紀的生気論への後退」という表現で要約することも可能ではあるだろうが、実際にパストゥールが存在を証明したものとは、「生気」や「生命」の語が感じさせるよりはもっと具体的に、まさに「生きもの」に近いものだったようにも思える。発酵と微生物の特異的関係を彼が最初に「証明」したとき、彼が人々に示したものとは、乳酸発酵が生じるさなかで行なわれている、「灰色の物質」による糖や窒素の消費という現象だったからである。より平明に言えば、つまり「ねばりけのある灰色の塊」と、それが「餌」を消費しながら繁殖している様子が「発酵している液体」のなかに確認できるのであって、その一連の消費・増殖過程が終わると、媒質は乳酸を含んだものに変じているというわけである。[14]

しかもそれらの「灰色の塊」は、ビールを作る酵母として知られてきた別種の塊と、同じ「餌」を食べる――つまり奪い合う――関係らしい。すなわち、それらは近しく隣接する「同種の生きもの」なのだ。同じ関係を、パストゥールは、ブドウを消費しながらワインを生む「酵母」と、酢を作り出す「ミコデルマ」の間にも見い出した。ならば、いずれの「塊」がきちんと「餌」を摂取できるかを管理することが、「彼ら」の生活する媒質に生じる「産物」の産生を促進／予防することにつながるだろう。その理解の成果として、彼はフランスの主力輸出品であるワインの長期輸送の実現に貢献したとして皇帝ナポレオン三世に顕彰されたり、普仏戦争の憎むべき敵・ドイツに対抗するために「国家報復ビール」を作ろうと主張して、英雄的な敬意を集めたりするようになる。や

(13) ヨーロッパにおける発酵と腐敗をめぐる長い議論を背景に、一九世紀における発酵の原因体をめぐる無機物説と有機物説の対立を理解するには、吉本秀之「十七世紀後半の水銀学派の腐敗／発酵理論――スターキー、ボイル、ニュートン」『腐敗と再生――身体医文化論Ⅲ』小菅隼人編、慶應義塾大学出版会、二〇〇四年、一一五―一三四頁を参照。

(14) パストゥール「いわゆる乳酸発酵についての報告」横張誠訳、『科学の名著10 パストゥール』長野敬編、朝日出版社、一九八一年、六五―七六頁を参照。

がて、さらに大きな勲章として、彼は狂犬病ワクチンを作り出すこととともなり、それまで対処不可能なものと考えられてきた病気への特効薬を発明したと世界中から称賛されるにいたったのだった。

これら「成果」の意味は、実にわかりやすい。けれども他方で、そのときパストゥールが明らかにしたこととは、決して単純なものではない。少なくとも、パストゥールはみずからが切り拓こうとしている世界が単純なものであるとは考えていなかった。

一八六〇年、彼は親友に宛てた手紙で、「僕は発酵研究に全力を尽くしている。これは窺い知れない生と死の神秘とのかかわりという点で、とても興味深いものだ」と述べた[15]。さらに、日付のない自分だけのためのメモに、彼は次のように書き記した。

> 生命、それは生成をともなう胚種(germe)であり、胚種とはすなわち生命である。/胚種と生成、ここにこそ生命のすべてと、その神秘のすべてがある。/生命がどこから来たかを問うことは、胚種がどこから来たかを問うことだ。[…]/生命の創造者としての神は不要になる。物質が彼にとって代わる。神はこれから、宇宙における諸々の存在たちの運動の創始者としてだけ、その名前を呼ばれることになるだろう。/生命は定義されることができない。生命についてそれ以外に言えるはっきりしたことといえば、つまり生命は胚種であり、その生成だということだ[16]。

そもそも酒石酸における光学活性を題材として、有機物と無機物を分かつ指標としての分子の非対称性を発見することから研究者としての成功をスタートさせたパストゥールは、「微細のレベル」

におけるなんらかの操作が、「生命の生成」を開始させる手続きになりうるのではないかと考えていた形跡がある。(17)「創造者としての神」が「もはや不要」となり、「物質がとって代わる」ことが可能になるという文言は、あるいはそれが時期的には限られたものであるとしても、パストゥールが「生命／物質」の境界線にかかわる「大仰な仮説」を「胚種」の周囲に構築しようとしていたことを示唆している。化学者であるパストゥールが医学の歴史に大きな影響を与えたという出来事それ自体を、「生命」と「物質」をまたぐ存在としての胚種＝微生物によってもたらされたものとして語るのも、不可能なことではないのだ。

3 「いまはもう方法序説の時ではないことは疑いない」

その一方で、先にも述べたようにパストゥールは現世的な成功を華々しく獲得した人物でもあっ

(15) Pasteur, *Correspondance*, tome 2, réunie et annotée par P. Vallery-Radot, Paris, Flammarion, 1951, p. 64.
(16) Pasteur, [Sur la vie] (une note manuscrite, sans date.), *Œuvres de Pasteur*, tome 7, réunies par P. Vallery-Radot, Paris, Masson et Cie, 1939, p. 29.（『科学の名著10 パストゥール』二八四頁）
(17) そのために若きパストゥールが熱中し、かつ周囲に強く反対されたものである未発表の実験の詳細については、ギーソン『パストゥール——実験ノートと未公開の研究』長野敬・太田英彦訳、青土社、二〇〇〇年、一六三—一六七頁を参照。

て、彼はみずからの「グランド・セオリー」の持ちうる意味を、ときの権力者や上流社会に売り込む才覚にも恵まれていた。たとえば、彼はナポレオン三世の側近への手紙では次のように訴えている。

私は今日、腐敗と発酵のあらゆる現象の秘密について、最も明晰かつ最も包括的に把握しております。そして、私の考えから応用できるところは甚大であると思われます。たとえば（…）私は腐敗性の病気という神秘に取り組む準備ができていると思います。(18)

それと同時に、有名な「自然発生説について」の講演（つまり自然発生を否定する演説）において、会場を埋める聴衆に彼が語りかけた言葉も実に見事なものだった。

この部屋の空気は、この小さい塵の切れ端で、この無数の小さい、とるに足らない存在で、いっぱいになっているのです。けれども、小さいからと言ってこれを侮ることはできません。なぜなら、ときに塵は病気や死を一緒に運んでいるからです。チフスやコレラや黄熱や、その他もろもろの災禍がこれであります。(19)

「生命は定義することができない」。「胚種には生命のすべてがある」。それがパストゥールの「グランド・セオリー」であったとした場合、そこにおいて、「発酵」「腐敗」「病気」の三つの語と概念を区切る境界線は、どのような論理によって引かれ続けることが可能になるのだろうか。「災禍を嘆かれることはありません、私たちは発酵しているのだと考えましょう!」。そのようにパストゥールが人々に語りかけることは、しかし、もちろんなかった。ワインとビネガーの区別を打ち捨てることはもちろん、「美味しい」ビールと「不味い」ビールの区別も、「チフス」や「コレラ」という病名も、そのせいで意味を失うことはなかったのだ。「意味」をめぐるこのパストゥールの自在さを見たなら、エーコも微笑んだのではないだろうか。

ところで、先に一九世紀ヨーロッパ起源の史的動向として身体性と同一性の問いの前景化、そして微細な生との関係について触れたが、その流れのなかで忘れてはならないものとして、「ダニの生活」に象徴される「主/客」の転倒を執拗に、しかも異様なまでに鮮やかに描き出したヤーコプ・フォン・ユクスキュルの「環世界 Umwelt」概念がある。

ここでわれわれが研究しようとする動物の環世界(Umwelt)とは、われわれが動物の周囲に広がっていると思っている環境(Umgebung)から切り出されたものにすぎない。そしてこの環境はわれわれに固有の人間の環世界にほかならない。[20]

(18) Pasteur, *Correspondance*, tome 2, p. 120-121.

(19) Pasteur, *Œuvres*, tome 2, p. 338.(パストゥール『自然発生説の検討』山口清三郎訳、岩波文庫、一九七〇年、一八五頁を参照)

この有名な定義に加えて、ユクスキュルはまた「環世界」と「環境」との間には、「あらゆる点で根本的な対立がある」[21]とも指摘していた。そもそも右の一文は、何層にも重なって、「われわれ」の知覚と認識を揺るがすために書かれている。「われわれ」は「環境」からかれこれの生き物に固有の「環世界」を「切り出す」のだが、しかしこの「環境」の方こそは、「われわれが動物の周囲に広がっていると思っている」に「すぎない」ものだ。すなわち、「この環境」は、単に「われわれ」にのみ固有の、「人間の環世界」にすぎないのである。つまり「環境」は決して到達されないものだと宣言しているのである。

言うまでもなく、「環境」とは「物自体」であり、「環世界」を「切り出す」作業とは、「批判」の作業である。「生きた主体なしには空間も時間もありえないのである。これによって生物学はカントの学説と決定的な関係をもつことになった」[22]。そのようにユクスキュルは彼の議論の出発点を説明している。生物学がその本質において主体論であり認識論であることは、二〇世紀の初頭にはすでに明言されていたのだということを私たちはきちんと思い出しておこう。もっとも、いまやその生物学は「ダニ」の慎ましさには留まってくれない。「われわれ」の表皮に咬みついて外界の存在を知らせてくれるような、「われわれ」の知覚にとって馴染みやすい現れ方はしてくれない。

食べるために食べること、あるいは殺すために殺すこと、あるいは笑うために笑うこと以上に、知るために知ることの方が道理にかなっているなどということはまずない。それというのもその答え方は、知がある意味をもっていなければならないという告白であると同時に、知にそれ自体とは別の意味を見出すことを、拒否することだからである。[23]

一九五一年に、「思考と生体」と題した序論でこのように述べながら、『生命の認識』という名の本を出版した哲学者ジョルジュ・カンギレムもまた、カント主義者だった。そして彼の問題設定は、意味と知の「自己遡及性」という主題を、多田と共有するものである。さらに言えば、カンギレムが「生命による認識／生命についての認識」を問うことになるための道筋は、ガストン・バシュラールによって拓かれていたものだ。バシュラールがみずからにとって問うべき「新たな精神」を「科学的」と名指したとき、その道は造られたものである。そして、その新たな科学的精神の生きる時代にとって、「いまはもう方法序説の時でないことは疑いない」[24]ことが自明だとされたとき以来、実は哲学は必然的に自分自身をこそ、つまり「知」それ自体をこそ遡及的に問わなければなら

(20) J・V・ユクスキュル&G・クリサート『生物から見た世界』日高敏隆・羽田節子訳、岩波文庫、二〇〇五年、二八頁。
(21) 同書一三三頁。
(22) 同書二四頁。
(23) Canguilhem, G., *La connaissance de la vie*, 2e édition revue et augmentée, Paris, Vrin, 2009, p. 11.（カンギレム『生命の認識』杉山吉弘訳、法政大学出版局、二〇〇二年、四頁）
(24) Bachelard, G., *Épistémologie*, texts choisis par D. Lecourt, Paris, PUF, 8^{e}éd, 2011, p.129.（バシュラール『科学認識論』竹内良知訳、白水社、二〇〇〇年、一七三頁）

なくなった。「知」と「世界」の間に「方法」が挟まっていることを、「われわれ」はすすんで忘れるからである。

「微細な生」は、「われわれの知」を確かにあらためて問わせてくれる。ただしそれは「微細な生」が問わせるのではなく、「微細な生についてわれわれが知っているとしていること」が、そうさせるのである。

12　生きているものをとらえる難しさ

1　レーウェンフックの見た「小さな生きもの」

科学史研究の上では、微生物についての観察の最も古い記録は、一六七四年から七六年にかけて書かれたことが確認されている。それはオランダのアマチュア自然哲学研究者レーウェンフックが「夏の濁った湖の水」を顕微鏡で観察したときの報告から始まり、そこに雨水や井戸水、さらにはコショウ水や酢なども対象に加えて、それらの水中を泳ぐ様々な「砂粒より一〇〇〇倍も小さい生きもの」たちの姿を記述したものだった。

一七世紀の新しい自然研究の中心地・オランダの裕福な商人だったレーウェンフックは、当時の最先端の自然学であるデカルトの粒子論を、自分なりに探究しようとしていた。そうして、レーウェンフックはあらゆるものを題材に、顕微鏡を通してしか見られない極小の粒子を観察することに夢中になっていたのだが、「湖の水」のなかにそのような「極小の粒子」と同じくらいに小さい

「生きもの」が見つかったとき、その姿にはレーウェンフックも「ただ驚くしかできなかった」と、王立協会のオルデンバーグに宛てた手紙のなかで書いている。

このときのレーウェンフックの記述で面白いのは、「粒子」としか呼びようのない小さい対象を観察しているにもかかわらず、その同じ次元に、これもまた「生きもの」としか呼べない「なにか」を見てしまったことへの、彼の戸惑いである。二〇世紀初頭の原虫学者で、熱心なレーウェンフック研究者でもあったクリフォード・ドーベルは、そこでレーウェンフックがワムシやミドリムシ、様々の藻、さらにはもっと小さな「粒」をも――より小さめの微生物、つまりそれらは「細菌」の姿の最初の観察と考えられる――目撃していたのだろうと推測している。[1] そのときレーウェンフックは、はっきりとそれらの「小さい生きもの」を、他の「粒子」と区別していた。すなわち、それらが自分の体を使って「動いていること」（ただし、この「動き」の判定に関しては、今日的な意味では誤認も含まれているのだが）は、彼が見ていた「粒子」の水準の世界に、新しく異質な存在を持ち込んだのだった。そしてそのような存在がここで発見されたことは、同時代の自然哲学者たちにとっても、「自然」や「世界」の意味を揺るがす大きな意味を持っていた。

人間が生身で知覚する「世界」とはまったく異なる次元に、独自の「身体」や「活動」を備えて「生きている」ものがあるのだとしたら、これまで人間が長い時間をかけて自分たちの「目に見える」世界について獲得してきた知識とは、いったい何なのだろう。人間の身体的な感覚だけではとらえられない、しかしおそらく確かに存在しているものと考えられる世界への意識は、一八世紀のヨーロッパでは「生命の起源」という問いにつながりながら、自然哲学研究が次第に「自然科学的研究」へと質を変えていく原動力となる。「いままで見えていなかったもの」が「見えるようになったこと」はこれ以降、人間が理解するべき世界のありよう、それから、そのために人間がとるべき方法を、本質的に変えていくこととなった。

2　「病原体」と出会う難しさ

ただし、人類史にとっての微生物との出会いは、「病原体」との出会いとイコールではない。そのことは、現代を生きている私たちには、実はにわかには理解しがたいことでもある。レーウェンフックについて紹介する講演などの機会をいただくと、しばしば次のような疑問の声が、会場からあがる。「どうしてレーウェンフックの発見が、すぐに伝染病という問題の解決に結びつかなかったのですか?」。

確かに、と思う。伝染病＝感染症とは、人類にとって古来ずっと強く意識されてきた、執拗で重大な悩みだったはずだ。レーウェンフックのおよそ二〇〇〇年前を生きたヒポクラテスの目にも、「流行病」というカテゴリーに分類できる現象は、数多の病気のなかでもなにか特別な動きをする

(1) Dobell, C., *Antony van Leeuwenhoek and his "Little Animals,"* New York, Dover Publications, 1960 [1932]. (ドーベル『レーベンフックの手紙』大児和暢訳、九州大学出版会、二〇〇四年)

ものだと映っていたのだから。そして中世の「黒死病」の体験を経て、レーウェンフックが生きていた時代までには、「流行病の蔓延」の本態とは「病気が伝染すること」である、という認識がほぼ成立していた。そこに「目に見えないほど小さい生きもの」という新たな知識が与えられたというのに、どうして誰もそこで、その特別な「病気」とその「小さな生きもの」を結びつけて考えてみようとはしなかったのか？　そのような質問が出ると、私はいつも、本当のところはわかりません、としか答えられない。ただただ、そのときには「病原体」という考えと「伝染病」を結ぶ発想が「正解」として展開されることにはならなかったのだとしか言えないと、お詫びすることになる。「伝染病」を、たとえば「複数の個体の間を動きまわる病気」と少し言葉を変えて考えてみたなら、上の疑問はさらにもっともに思えてくる。「そこで動きまわっているもの、個体の間を移動しているものとは、この目に見えない生きものである」と、なぜ当時の学者たちは、すぐに思いつかなかったのだろう？

実際のところレーウェンフックも、歯垢のなかに「ばねのように身をくねらせながら動く小さな生きもの」が大量に存在していることを見たときには、確かにこれらの「生きもの」の量の多少と、個々人の「歯磨きの習慣」とを関連づけて考察している（現在では、レーウェンフックが目撃したそれらの「生きもの」はレプトトリキア・ブッカリスやトレポネーマ・デンティコラといった、いわゆる各種歯周病菌だったろうと考えられている）。またレーウェンフック自身は、自分が他に比して健康であることを意識していたようで（なにしろ彼は九〇才と長寿な上、亡くなる直前まで顕微鏡観察を続けるほど目も体も丈夫だった）、歯垢の観察のときや、あるいは血液の観察にも関連づけながら、折々にみずからの「熱いコーヒー、紅茶を飲む習慣」を推奨したりもしていた。けれども、そこに「病原体」または「病原菌」の発想を決定づけるような、説得力ある根拠にかかわる言及はいまのところ見つかっていない。そうしてアマチュア観察家であるレーウェンフックの「健康論」は当時の医学理論それ自体に影響を与えるとまではいかず、また他方で、当時の医学者たちがレーウェンフックの「小さな生きもの」に注目して新しい病理学を構想するということも起こらないまま、ヨーロッパの一七世紀、一八世紀は進行することになったのだった。

3 「病原菌」の科学が生まれるために必要だったもの

そして一八七〇年代の終わり頃、この状況が一気にひっくり返されることとなる。よく知られているように、パストゥールとコッホという二人のライバル科学者がフランス・ドイツに登場して、大々的に競いながら、ともに「細菌が伝染病の原因である」と証明することに成功したからだ。ところで、ここで、パストゥールがもともとは物理学からスタートした化学者であり、コッホの方は動物実験に精通した医師であったという、この二人の科学者のそれぞれの特性を考えてみるのは、とても興味深いことだと私は考えている。

この二人が背景としていた専門分野は、当時のヨーロッパの科学研究の歩みを色濃く反映するものと言える。先述した、レーウェンフックも採用していた一七世紀「粒子論」の発想は、原子の運動を追究する物理学、原子の性質と物質の構成を追究する化学、それぞれの道筋で、「生命」とは分離した「無生物」の領野から自然の運動と現象の総体を解明する学知として、一八世紀から一九世紀にかけての時期に急成長を遂げていたからだ。そのような時代の渦中にあって、「病原体」を「細菌」という「生きもの」に結びつける病理学を形成するためには、なにか根本的な転換がなくてはならなかったことだろう。「無生物」の領野を中心とした思考方法から、「生物」という人間が経験的に古くから馴染んできた、そしてある種大まかな、私たちにとっての「日常的な形象」の水準までいったん科学的想像力を引き戻すような作業が、そこでは必要だったはずである。

二人のうちで年長の物理・化学者パストゥールが「ワクチン」の概念を確立させ、そのすぐ後に、日常的な臨床医療に大いに携わっていた医学者コッホが「コッホの三原則」で細菌の生活環と種々の感染症との特異的な関係を結んでみせたということは、上述の科学史的背景から見れば、非常に意義深いと思える。つまり「物質」の領野での変容にかかわる知識と、「生きているもの」の領野で経験される現象とを結ぶ技術が、「病原体」という存在を科学的思考のなかに定着させるために、そこで決定的な役割を果たしたと考えられるのである。ちょうどその場面に、パストゥールとコッホがいた。だからこそ彼らは揃って、顕微鏡の使い方や、証明実験の仕方、つまり物事のとらえ方や、因果関係の納得の仕方に影響を与えるための方法に関して、大変な工夫を凝らしたのだ。特にコッホの顕微鏡の改良、顕微鏡写真術の開発、細菌の染色、純粋培養の技法などは、今日まで続く生物学研究の現場の基本的な光景を作り出したと言ってよい。細菌を純粋培養するとは、「細菌を大切に育てる」ことにほかならない。そうやって育てた細菌が「元気に生きている」という、いわば一個の「生」の事実と、別の動物の体に発生している「病気」とを、連続する論理として思考のなかで結びつける必要があったわけである。「生」と「病気」の関係を結び直す、その新たな論理を他の研究者たちに体得してもらうために、彼らはそれだけの努力を払わなければならなかったのだ。

4　私たちの「病気」の向こう側にあるもの

ここで、今日の私たち自身の思考法や論理についても、考え直してみる。

一九世紀、まさしく化学と物理学が急成長しているその傍らで、水や空気のなかをうごめく目に見えない生きものたちを「病気の原因」と考えることには、「退行的」、「想像的」といった批判や反発があった。そもそも、博物学の記述的な研究方法から今日的な意味での生物学研究への移行は、一九世紀も半ばを過ぎてからようやく本格的に動き始めたものだ。進化論的思考が、遺伝子という生物学史にとってもう一つの重要な物質的対象を獲得することで、生命を探究するための眼は一気に分子のレベルの領野へと跳躍することとなる。ここに二〇世紀の生物学と物理学、化学の新たな接合が生じたその後に、私たちの視覚や思考は位置している。

物質的な次元で事物のしくみや運動、変化をとらえる技術や思考法が急激に進展するのと同時に、生命をどうとらえるべきかという問いの設定それ自体も、大きく激しく動いてきた。だがそれらはまた同時に、まだわずか一世紀ほどの間に育った若い知識でもある。「病原菌」「病原体」という概念一つとっても、そこには深く不確定性や盲点の潜む空間が残っているかもしれない。

そのような空間を思考するための手がかりとして、生物学者ユクスキュルの「環世界論」を思い出しておきたい。一九世紀後半から二〇世紀前半を生きたユクスキュルは、生物ごとの感覚器官の違、栄養、身体構造の違いを踏まえて、それぞれの生物に対して現象する「作用空間」「触空間」「視覚空間」の統合としての「環世界」があるのだということを論じた。特に、彼が取りあげた「ダニ」の事例は、現代でも多くの哲学者や人類学者の関心を惹き続けている。ダニは眼球による視覚は持たず、けれど全身で光を感知し、温度と酪酸の臭いに反応して「動物に飛びつき血を吸う」という一瞬の凝縮された運動と、その瞬間と別の瞬間の間に挟まれている長い待機とによって形成される時間を生きる。そのようなダニの「見る」だろう世界を、ユクスキュルは細やかに記述してみせている。このダニの「生」の姿は、人間による空間と時間の認識を相対化する根源的な「異質性」のモデルだと言えるだろう。

ユクスキュルの議論が今日も重要であり続けているのは、人間にとっての「世界」もまた、他の生物の「世界」とただ相並ぶべきものであることを強調した点によってである。彼は「ここでわれわれが研究しようとする動物の環世界（Umwelt）とは、われわれが動物の周囲に広がっていると思っている環境（Umgebung）から切り出されたものにすぎない。そしてこの環境はわれわれに固有の人間の環世界にほかならない」と書いた。(2) 私たちが「環境」あるいは「外界」と呼んでいるこの世界は、しかし私たちに現れるその姿においては、「私たちにとっての世界」でしかない。そのようにユクスキュルの視点は教える。だとすればコッホが「伝染病の特異的な原因」と見なした「細菌」のありようもまた、「私たちにとっての世界」においてのみ、成立する理解である。特にコッホは「特異性」の要素に固執するあまり、細菌の側に生じる「変異」の可能性を過度に排除する考えを持つにいたった。そして、そのために長く阻害されることになった思考や認識というものも確かに発生した。ある世界を見ているとき、別の世界を見ることは私たちにとって難しい。

「一つの病気」に「一つの病原体」があり、これに対応する「一つの特効薬」がある——たとえばそんな「魔法の弾丸」の夢を支えていたのが、歴史的に限定された一時点での「人間の環世界」と「世界」との同一視であったことは、いまでは明らかである。そのとき「人類」が苦しんでいた病いのいくつかは消えたけれども、今日の私たちはまた違った病いの数々に苦しんでいる。

生きているものは、生きているだけで、変わっていき、ときにはまったく別のものであるかのように姿を変えていく。そして、私たちにとっての「病気」の向こう側には、まったく別の「生きているもの」の世界があるのかもしれない。このような「世界」に対しては、私たちには決して容易に「理解した」と言うことはできない。私たちの学問や知識とは、そうであってなお、人間が「生きていく」ことを模索しつづける、努力と願いの営みだと思う。それゆえに、それは終わりがない。

(2) ユクスキュル&クリサート『生物から見た世界』日高敏隆・羽田節子訳、岩波文庫、二〇〇五年、二八頁。

おわりに代えて　――病いと時間はことばにつられて

ここまでお読みいただいた文章は、過去二〇年ほどの間に機会を得て発表したものに、修正や補足を加えたものです。「はじめに」とこの末尾の文章は、これまで書いたことを読み直した上で、自分なりの現時点をまとめるという意味で書き下ろしています。章によって書いた時期がかなり違うため、やはり章によって、タイトルを含めて大きく変えなければならなかったものと、ほとんど手をつけずに収めたものとがありました。いずれについても以下に初出を記し、それぞれの文章に発表の場を与えてくださった方々への、感謝の意を表します。

はじめに（書き下ろし）

1　近代医学の身体観――「血液の循環の発見」とは何か（菊地暁・京大人文科学研究所共同研究「身体の近代」編『身体論のすすめ』丸善、二〇〇五年）

2　顕微鏡が変えた世界の見方――人体の内と外をめぐって（国立科学博物館特別展図録『人体 The Body：神秘への挑戦』朝日新聞社・NHKプロモーション、二〇一八年）

3　一九〇〇年的臨床身体・試論（『表象文化論研究』1、二〇〇一年三月）

4　一九世紀の果実、二〇世紀の種子——パストゥールについて（富永茂樹編『啓蒙の運命』名古屋大学出版会、二〇一一年）
5　『臨床医学の誕生』を読む（書き下ろし）
6　隠喩と科学の歴史——感染症と二〇世紀をめぐって（『情況　第四期』2（6）、二〇一三年一一月）
7　自生するものについて——アメリカ、二〇世紀をめぐる試論（富永茂樹編『啓蒙の運命』名古屋大学出版会、二〇一一年）
8　疲れの病理学——P・ジャネにおける「病気」と「治療」（『超域文化科学紀要』5、二〇〇〇年）
9　病いの消滅——「らい」から見る六〇年代（富永茂樹編『転回点を求めて——一九六〇年代の研究』世界思想社、二〇〇九年）
10　〈科学〉と「信じられない事柄」（『現代思想』二〇一四年八月号）
11　臨界・生成・われわれの知——微細な生が与えるものについて（『現代思想』二〇一六年六月臨時増刊号）
12　「生きている病原体」をとらえる難しさ（『大阪保険医雑誌』二〇一八年七月号）

これらの文章のうち、最も古いものを書いた時期の少し前、当時在籍していた大学の指導教官の先生がとある書類に、「予言をしないこの若い女性研究者を推薦する」という不思議な推薦文を書いてくださったことがあります。当時の私にとっては「若い」と「女性研究者」は本当のことで、特に不思議ではなかったのですが、「予言をしない」という特質が「推薦」されていることには当惑しました。そして、その先生は若い研究者にとって実に大きく遠い存在だったので、このときの評価はほとんど神託のような響きで、つまり「意味がわからない」という気持ちのまま、ずっと私の心に残ってきました。

そのようなわけで、それ以来「予言」は私にとって「あまりしない方がよいらしいもの」として定着しました。また、そもそも私にはいつも大したことはわからなかったので、歴史に関する研究をもとに未来がこうなるだろうと書くような機会は、結局ずっと持つことはないままでした。けれども、そうしていても時間は経つのであって、この本に収められることになった文章を現在に照らして、過去の折々に見ていたおそれや期待が今日ではいかに「的外れ」になっているのかを眺めることで、そこからどれだけの「未来」がすでに生まれてきたのか、という驚きを感じることはできます。

その時間の分だけ私は確かに年をとっており、もうそれらをおそれたり期待することはなくなりました。その一方で、いろんなことがこれまでに「外れた」ことを、いま残念とも悲しいとも感じてはいません（「はずかしい」とは思うのですが）。

むしろ、そのことを気に入っている、と感じます。今回、この本をまとめる作業をしながら、そのことを知りました。「気に入っている」ということが、何の意味を持つのかは、まだわかっていません。ただいくつかの身体の歴史を眺め直しながら、私自身もそこに含まれるべき一個の身体として、この感想をいちおう資料として書き残しておきたいと考えました。「外れた」時間が過ぎたことを、私は気に入っています。

そのようなことを書く機会を作ってくださった、編集者の加藤峻さんに、心から御礼申しあげます。古いものを埃のなかから掘り起こす労も厭わず、本当に思いがけない出版の計画を立ててくださり、しかもとても若い方なので、書いた本人が知っているものとはまったく違ったものとして、これらの文章を受けとめてくださいました。

ほかでもない青土社という出版社で本にしていただけることは、おそらくその加藤さんの想像もはるかに超えて、これらの文章と私にとって大きな恩寵です。多田富雄さんの『免疫の意味論』という本がなかったら、それらのほとんどは書かれていなかったはずの言葉だからです。生きててよかった！　そのような言葉も、ここに書き残しておいてみたいと強く思います。

二〇一九年三月

田中　祐理子

［著者］　田中祐理子（たなか・ゆりこ）
1973年埼玉県生まれ。東京大学大学院総合文化研究科博士課程単位取得退学。博士（学術）。現在、京都大学白眉センター特定准教授。専門は、哲学・科学史。著書に『科学と表象――「病原菌」の歴史』（名古屋大学出版会）、『〈68年5月〉と私たち――「現代思想と政治」の系譜学』（共著、読書人）、『啓蒙の運命』（共著、名古屋大学出版会）、訳書にグザヴィエ・ロート『カンギレムと経験の統一性――判断することと行動すること　1926-1939年』（法政大学出版局）、池上俊一監修『原典 ルネサンス自然学 上』（共訳、名古屋大学出版会）などがある。

人名索引

あ行

か行

さ行

た行

な行

は行

ま行

や行

ら行

わ行

病む、生きる、身体の歴史
近代病理学の哲学

2019年5月24日　第1刷印刷
2019年6月 3 日　第1刷発行

著者——田中祐理子

発行者——清水一人
発行所——青土社

〒101-0051　東京都千代田区神田神保町1-29 市瀬ビル
［電話］03-3291-9831（編集）　03-3294-7829（営業）
［振替］00190-7-192955

印刷・製本——双文社印刷

装幀——細野綾子

ISBN978-4-7917-7168-4 C0010